Alimentación consciente

Lo que los Maestros Zen pueden enseñarle sobre la alimentación, con consejos para acabar con los atracones, la adicción a la comida y la alimentación emocional

Tabla de contenido

Introducción

Se estima que mil millones de personas en todo el mundo son obesas. Los expertos encuentran estos números tan alarmantes que lo han llamado una epidemia de obesidad. Mientras que la obesidad está definitivamente asociada con comer más de lo necesario y no moverse físicamente lo suficiente, estos dos elementos no describen completamente este gran problema humano.

La crisis mundial de malos hábitos alimenticios es el resultado de numerosas tendencias sociales que tienen el poder de distraer y evitar que la gente se dedique a actividades para una forma de vida feliz, equilibrada y natural. Estas distracciones impiden que se conecten con su ser interior a través del cual pueden construir la conciencia de sí mismos y tomar decisiones informadas que son excepcionalmente útiles.

Las múltiples dietas de moda que gritan promesas irreales, con regímenes de ejercicio irrazonables que garantizan una "talla cero", y otros numerosos consejos, llevan a las personas a tomar decisiones que no están alineadas con su ser interior. La gente sigue a la manada sin pensar y sin entender si el objetivo final es su verdadera necesidad.

El mundo moderno está tan distraído que resulta irónico que elementos humanos básicos como la comida y la alimentación sean fuentes de estrés e infelicidad para tantas personas. El sabor y el gusto de la comida están destinados a dar a sus sentidos mucha alegría y a suministrar a su cuerpo el alimento necesario para una vida sana y feliz.

Sin embargo, millones de personas están luchando con la ansiedad cuando se trata de comer saludablemente. Eligen dietas poco realistas, ponen sus cuerpos bajo una presión física extrema, y todo en nombre de la pérdida de peso y la solución de los problemas de alimentación.

Ahora, aquí hay un ejemplo de la alimentación en el mundo moderno:

Usted está en su escritorio trabajando en su computadora. Tiene un gran emparedado de atún en su mesa, junto con algunas papas fritas. Le da un mordisco al emparedado usando ambas manos y luego lo transfiere a su mano izquierda, usando la derecha para responder a un correo electrónico "crítico".

Después de pulsar el botón "enviar", agarra las papas fritas, se las lleva a la boca, y mientras las mastica, trabaja en el siguiente correo electrónico. Antes de que pueda responder a todos los correos electrónicos en la pantalla de su computadora, su almuerzo se ha ido, y ni siquiera recuerda haberlo comido.

Haga otra escena:

Está comiendo un delicioso trozo de pastel de fresa y chocolate relleno de crema como postre. Toma un tenedor, corta el pastel y lo lleva a la boca. Es delicioso. Entonces, utiliza el tenedor para cortar otro pedazo para un segundo bocado.

Cuando se pone el segundo trozo del delicioso pastel en la boca, se ve una notificación por correo electrónico de su jefe en su teléfono móvil. Lo abre y lee un mensaje importante sobre un proyecto en el que está trabajando, incluso mientras sigue comiendo el pastel.

Cuando termina de leer el correo electrónico, mira el plato de postre y está vacío. Se pregunta adónde ha ido el pastel. Los últimos rastros de su sabor aún están en su boca, y entonces se da cuenta de que ha terminado de comerlo. El gran pedazo de delicioso pastel desapareció en su sistema mientras estaba tan ocupado leyendo el correo electrónico que no pudo disfrutar de su sabor, gusto, textura, o cualquier otra cosa sobre él.

Se siente decepcionado e insatisfecho con su comida.

Se dice a sí mismo, "Eso se desvaneció en un santiamén. Será mejor que me coma otra".

Entonces, su crítico interior salta sobre usted y le advierte: "¡Oye! ¡Cuidado! ¿No estás tratando de reducir esos alimentos? ¡Un trozo de pastel es suficiente!".

Ya sea el primer o el segundo ejemplo, la insatisfacción y la desilusión dominan el gallinero. La decepción se convierte en ira y resentimiento porque hay un conflicto entre su sentimiento de insatisfacción de no disfrutar de su postre/comida y la advertencia bastante acertada de su voz crítica interna, de no permitirse excesos. Esta situación no es única; es una característica regular en el mundo moderno.

Solo necesita recordar sus hábitos alimenticios. Verá con qué frecuencia sus comidas han desaparecido en su garganta, sin que usted haya saboreado ni siquiera una cucharada, todo porque su atención se centró en alguna otra actividad, como leer un correo electrónico, navegar por los medios sociales, ver una película, leer un libro o cualquier otra distracción de este tipo. La mayoría de la gente ha olvidado que comer requiere de su completa e indivisa atención para poder estar en el momento presente mientras se consume la comida.

La mente de las personas está en otra parte, incluso cuando sus manos y bocas están en piloto automático mientras comen. La mayoría son víctimas involuntarias de la alimentación sin sentido. Lo opuesto a esta situación es la alimentación consciente, en la que está completamente presente y enfocado en su experiencia de comer.

No es que la gente no quiera estar completamente presente durante las comidas; es solo que hay tantas distracciones y tanto que hacer en tan poco tiempo que han empezado a pensar que asignar tiempo completo para comer es nada menos que perder el tiempo. Es hora de cambiar esta actitud y pasar de comer sin pensar a comer con conciencia.

La clave para la alimentación consciente es acabar con la lucha entre su interior y el mundo exterior. Para que esto suceda, primero necesita dejar de lado el arrepentimiento, la preocupación y el miedo, las emociones que actualmente dominan la vida de las personas. Tiene que volver a conectarse con el alma intrépida que sabe lo que es mejor para usted y le guiará a través de sus instintos, pero solo si lo permite.

La idea de la alimentación consciente está enraizada en las antiguas enseñanzas budistas sobre la atención. Además, la investigación moderna ha demostrado que una forma más lenta y cuidadosa de comer puede ayudar a las personas a alejarse de los excesos y avanzar hacia opciones de alimentación y nutrición más saludables.

Capítulo 1: ¿Qué es la alimentación consciente?

Gracias a una vida agitada y llena de estrés, la gente no tiene tiempo para dedicarse a comer. La falta de tiempo y la culpa asociada a ella velan la verdadera razón detrás de sus problemas de salud y de peso. Quieren encontrar un chivo expiatorio a quien culpar; sin embargo, estos problemas son causados por el mal manejo de sus vidas.

Por lo tanto, decidieron que no se estaban volviendo más saludables o perdiendo más peso debido a la comida. De esta manera, cambiaron su comida. Utilizaron productos químicos y tecnología para eliminar las calorías "excesivas" y sustituyeron los ingredientes dulces "ricos en calorías" por edulcorantes artificiales. También eliminaron la "grasa y los carbohidratos" de los alimentos y los reemplazaron con sustitutos artificiales "controlando" el entorno de procesamiento de los alimentos.

Entonces, decidieron que las células de grasa en el cuerpo estaban creando problemas. Así que se adelantaron y utilizaron métodos quirúrgicos como la liposucción para eliminar estas células de grasa. Irónicamente, las células grasas solo hacían su trabajo: almacenar el exceso de comida y energía para usarla en épocas de escasez.

Las células grasas son una de las principales razones por las que los seres humanos han logrado sobrevivir a innumerables sequías y hambrunas. Almacenan energía para poder usarla cuando hay una gran escasez de alimentos.

Sin embargo, culpar a las células grasas tampoco funcionó...

Así que la culpa de la incapacidad de comer y vivir saludablemente se trasladó a la estructura del cuerpo, específicamente al sistema digestivo. ¿Sabía que hay procedimientos quirúrgicos donde partes del intestino delgado son desviadas para prevenir la absorción de alimentos? Tales medidas son contraproducentes para el cuerpo humano.

En esta etapa, podría tener sentido aprender y entender la conexión entre el sistema digestivo y el cerebro. El sistema digestivo trabaja en una serie de procesos complejos y en capas que involucran a numerosos órganos, hormonas, reacciones químicas y al cerebro. Los mensajes entre el cerebro y el sistema digestivo se transmiten a través del sistema nervioso.

Teniendo en cuenta la complejidad de los procesos involucrados, el cerebro tarda al menos veinte minutos en registrar la sensación de plenitud durante una comida. Si come muy rápido, termina comiendo mucho más de lo que necesita debido a este lapso de tiempo entre la comida y el registro de la plenitud por parte del cerebro. Los estudios han demostrado que es probable que limite su consumo de alimentos a las necesidades de su cuerpo si come despacio y cuidadosamente o con atención.

Otros estudios de investigación también han demostrado que la combinación de actividades como leer un libro o ver la televisión mientras se come puede ralentizar el proceso digestivo o incluso detenerlo. Si su cuerpo no está digiriendo la comida y continúa comiendo, es probable que consuma más de lo que necesita. Además, si el sistema digestivo de su cuerpo no funciona de manera óptima, es probable que pierda todo el valor nutritivo de los alimentos consumidos.

Por lo tanto, es hora de reconocer que los problemas alimentarios como la obesidad, los atracones y otros trastornos alimenticios no tienen soluciones sanas y naturales en ningún método externo como las dietas de moda. Las personas no necesitan corregir su comida, estómago o cualquier otra parte del sistema digestivo para consumir alimentos. En cambio, necesitan dirigir su atención a sus mentes.

Para entender el significado y la importancia de la alimentación consciente, hay que empezar con la idea de la atención plena. Este antiguo concepto se basa en el enfoque deliberado dado a cada momento de vivir y ser consciente de todo lo que está sucediendo dentro y fuera de usted. La parte más significativa de la atención plena es crear conciencia sin ningún tipo de juicio.

Una simple definición no puede definir la alimentación consciente porque el concepto cubre todos los aspectos de su vida. Sin embargo, en aras de la comprensión, se puede decir que la alimentación consciente es una combinación perfecta de múltiples enfoques productivos de los hábitos alimenticios que promete resultados óptimos para los profesionales. Las siguientes ideas están inscritas en el concepto de la alimentación consciente:

- Selección y preparación consciente de la comida.

- Reconociendo el viaje de la comida hasta que llegó a su plato.

- Utilizar todos los sentidos mientras se come la comida.

- El reconocimiento sin prejuicios de las respuestas (tanto de los gustos como de los disgustos) de sus sentidos al sabor, la textura y el aroma de la comida ayuda a sobrellevar los sentimientos de culpa y ansiedad relacionados con los hábitos alimenticios.

- Discernir la diferencia entre el hambre física (o real) y otros tipos de hambre, de manera que se le guíe sabiamente sobre la calidad y la cantidad que necesita consumir.

La alimentación consciente le ayuda a entender que sus problemas no son batallas contra las que luchar. Debe hacerse amigo de los problemas y las dificultades y trabajar junto a ellos para superarlos. Las dificultades entran en su vida para ayudarle a mejorar. A medida que aprende las técnicas de la alimentación consciente, observará y será cada vez más consciente de los obstáculos y las motivaciones para vivir una vida sana. Encontrará respuestas a las siguientes preguntas:

- ¿Por qué como lo que como?

- ¿Cómo puedo comer?

- ¿Cómo me siento después de comer?

- ¿Cómo me siento con respecto a la actividad física?

- ¿Cuáles son las barreras físicas, ambientales, psicológicas y culturales que me impiden llevar una vida sana?

Sus respuestas a estas preguntas le ayudarán a reajustar su vida y a mejorar su autoconciencia para que encuentre soluciones para superar los obstáculos. La mejor parte de la alimentación consciente es que no tiene por qué convertirse en otro elemento olvidado en su lista de "cosas por hacer". Puede ser implementado inmediatamente en su estilo de vida sin tener que cambiar nada en absoluto en las etapas iniciales. Usted impulsará los cambios que vengan más adelante.

La alimentación consciente implica prestar atención a los siguientes elementos de la experiencia de comer, sin juzgar:

- Color, texturas, olores, sabores y temperatura de los alimentos.

- Los sonidos de la experiencia de comer, que incluye masticar, crujir, hacer puré, etc.

- Las experiencias de su cuerpo.

- ¿Dónde y cuándo siente hambre?

- ¿Dónde y cuándo se siente saciado?

- ¿Qué significa estar medio lleno o lleno al 75 por ciento?

Las personas prestan atención a la mente mientras comen y beben. Cada vez que se distraen con algo, suavemente devuelven la atención de su mente a su apariencia de comer y beber. Cada vez que siente el impulso de encender la televisión o agarrar un libro para leer o revisar las notificaciones de los medios sociales o cualquier otra cosa, debe aprender a no ceder a ese impulso y enfocar su atención completamente en comer su comida.

La alimentación consciente se trata de centrar la mente en la experiencia de comer. Los problemas de alimentación están asociados con la falta de conciencia sobre cómo funcionan las cosas y por qué. La gente no es consciente de los mensajes que se transmiten entre su cerebro y otras partes del cuerpo. No escuchan lo que su corazón trata de decirles. La alimentación consciente se trata de corregir esta falta de conciencia.

Este enfoque de la alimentación ayuda a entender los complejos sistemas de señales entre cuerpo, corazón y mente, para que los mensajes sean claros y contundentes. Puede aprender a entender todos los aspectos del hambre y el consumo de alimentos para tomar decisiones saludables. La mejor parte de la alimentación consciente es que no es necesario cambiar ningún aspecto físico de su estilo de vida. Solo necesita aumentar su enfoque en la experiencia de comer y a través de eso, entender su cuerpo y su mente

La alimentación consciente permite a su cuerpo y a su mente acceder a la increíble gama de cuidados e impactos positivos de consumir su comida de forma correcta y sabia. ¿Cómo puede reconocer a las personas que comen de forma consciente? Aquí hay algunos consejos para ayudarle:

- Primero, aceptan y reconocen que cada individuo tiene una experiencia alimenticia única.

- Reconocen que no hay métodos de alimentación buenos o malos, sino solo grados variables de conciencia respecto al consumo de alimentos y a toda la experiencia que rodea a la actividad.

- Los comensales conscientes dirigen deliberadamente su atención a cada momento de su experiencia alimentaria.

- Son muy conscientes de cómo pueden tomar decisiones saludables que apoyen su bienestar físico, mental, emocional y espiritual.

- Los consumidores conscientes pueden relacionarse, identificar y apreciar fácilmente la perfecta interconexión de los seres humanos, la tierra, otras criaturas vivas, las prácticas culturales y los efectos de sus elecciones alimentarias en todos estos elementos.

Comprendiendo la alimentación intuitiva

La alimentación intuitiva y la alimentación consciente tienen mucho en común. La alimentación intuitiva, como la alimentación consciente, es una filosofía que lo convierte en un experto en la comprensión de su cuerpo y en la identificación de sus señales de hambre y saciedad. Al igual que la alimentación consciente, la alimentación intuitiva es todo lo contrario de las dietas tradicionales para perder peso. Las técnicas de alimentación intuitiva le enseñan que usted es la única persona que puede tomar la decisión correcta sobre su comida y su estilo de vida porque nadie le conoce mejor que usted.

La alimentación intuitiva refleja la alimentación consciente y promueve una actitud saludable hacia la alimentación y la imagen corporal. El principio básico de la alimentación intuitiva es saber y comer cuando está realmente hambriento y detenerse cuando se siente saciado. Este principio va en contra de todo tipo de dietas y de lo que dicen los nutricionistas "expertos".

Seguir el consejo de otro es contraproducente para conectar con su intuición e instintos. Como lo elaboran los autoprofesionales expertos en dietas, seguir los hábitos alimenticios significa que ha perdido la conexión innata con su intuición. Este método le enseña a reconectarse y a confiar en sus instintos para llegar a los hábitos alimenticios que mejor se adapten a las necesidades de su cuerpo.

Aquí hay algunos principios no negociables que gobiernan la alimentación intuitiva y consciente:

Deshágase de la mentalidad de la dieta: Es esencial reajustar su proceso de pensamiento y deshacerse de todos los libros de dieta y "consejos de expertos" que le prometen resultados permanentes, fáciles y rápidos de pérdida de peso. Adelante, enójese por todas esas dietas de moda que no le funcionaron y que le hicieron sentir como un fracaso cada vez que las probó.

Incluso si tiene la más mínima idea de que existe una dieta milagrosa que le ayudará a perder peso, la alimentación intuitiva y la alimentación consciente no son para usted. Elimine estos mitos de su corazón y su mente, y entonces estará listo para abrazar los poderes de la alimentación intuitiva.

Honre y trate su hambre con dignidad: El hambre es un instinto de supervivencia esencial para mantener su cuerpo bien alimentado. Cuando su cuerpo es privado de alimento, le envía señales de hambre, y luego desencadena un modo de supervivencia primitivo y entra en pánico, llevándolo a comer en exceso.

Cuando su cuerpo llega al límite del hambre excesiva, todas las pretensiones de comer consciente y moderadamente salen por la ventana, y termina comiendo mucho más de lo necesario para sobrevivir. Por lo tanto, cuando su cuerpo tiene hambre, hágale honor y aliméntelo para evitar que su cuerpo entre en pánico para sobrevivir.

Honrar las señales de su cuerpo para el hambre biológica es el primer paso para aprender a confiar en su intuición e instintos.

Respete su cuerpo: Reglas como "delgado es hermoso" o "la grasa es fea" o viceversa son afirmaciones muy relativas y no deben tomarse en serio. Todo el mundo es hermoso y único. Mire su cuerpo, acepte la forma en que es, y respételo. Su cuerpo merece respeto y amor.

Siéntase cómodo con su cuerpo, incluyendo su tamaño. Cuando reconoce y se respeta a sí mismo por quién es y cómo se ve, la presión por la necesidad de la apreciación de los demás se levanta. Se siente libre y en control de su vida, y entonces puede hacer lo que es bueno para usted con o sin la aprobación de los demás.

Acepte su amor por la comida: Haga las paces con la comida. No intente luchar contra ella. Abrácela y permítase sentir el amor. Cuando se dice a sí mismo que no puede o no debe comer un alimento en particular, se tiene la sensación de estar privado. Esta sensación de privación se convierte en antojos incontrolables, los cuales, cuando cede a ellos, le llevan a unos hábitos alimenticios tan intensos que la mala salud y los resultados desastrosos son inevitables.

Por lo tanto, no luche contra su amor por la comida; abrácelo y haga las paces con él para trabajar en conjunto y crear hábitos alimenticios beneficiosos. Lo peor de comer en exceso es el sentimiento de culpa que tiende a abrumarle. No se merece eso. Así que, tome el control de inmediato.

Desafíe su voz crítica interna: Esta voz crítica interna actúa como un policía moral de alto rango, declarando lo que es "bueno" y "malo" para usted gracias a los innumerables artículos "aprobados por expertos" que circulan por Internet. Esta policía de la comida está constantemente tratando de hacerle sentir culpable por no adherirse a las normas y reglamentos irrazonables que realmente no funcionan para usted. Póngase de pie contra la policía de la comida y desafíela.

Trate sus emociones con amabilidad: Reconozca la verdad de que restringir sus opciones de alimentos naturales es, por sí mismo, alimentar sus antojos y hacer que pierda el control de su cuerpo. Estas restricciones son una de las mayores causas de los trastornos alimentarios. Sea amable consigo mismo cuando se sienta culpable por sus hábitos alimenticios.

En primer lugar, identifique los factores desencadenantes que causan la ansiedad, la ira, el aburrimiento y otras emociones negativas de este tipo. Las emociones reconocidas tienden a dejarle solo después de un tiempo, y sin los efectos persistentes de estos sentimientos, puede buscar y encontrar soluciones factibles para sus problemas de alimentación y de comidas.

Identificarse con el factor de satisfacción: La sabiduría Zen reconoce la importancia de buscar y encontrar placer en la vida humana. Impulsados por las compulsiones artificiales de seguir dietas de moda, la gente tiende a pasar por alto uno de los placeres más fáciles y simples de la vida, a saber, la alegría de comer. Cuando se come lo que se ama en un ambiente maravillosamente acogedor, con una sensación de saciedad y satisfacción, se purga la negatividad de su sistema.

Al darse esta oportunidad de descubrir e identificarse con el factor de satisfacción, se establecen las bases para comer la cantidad adecuada de alimentos, después de lo cual se está listo para decir "ya he tenido suficiente" y dejar de comer.

Sienta su plenitud: Cuando se haya permitido descubrir el factor de satisfacción, le será fácil saber cuándo se siente lleno y saciado. Se sintoniza más con las señales del cuerpo que le dicen que ha comido suficiente y que no necesita más hasta la siguiente comida.

Haga una pausa en medio de la comida y observe las señales de su cuerpo. ¿Se siente cómodamente lleno? Recuerde que no está haciendo nada para privarse de comida. Estos pensamientos tienden a activar su intuición, y lo escuchará decir, "Basta". Este es el momento de la cómoda plenitud. A medida que practiquen el arte de la alimentación consciente, encontrarán cada vez más fácil identificar las señales de plenitud.

Adopte técnicas de movimientos elegantes y suaves: Olvídese de los regímenes de ejercicios de alta intensidad a nivel militar. Solo muévase de la manera en que se sienta más cómodo. No se preocupe por el número de calorías que está quemando. Solo concéntrese en el movimiento y disfrute de lo que está haciendo.

Sienta cómo se siente su cuerpo y conozca la diferencia positiva que el movimiento físico tiene en su cuerpo. Esta sensación cierra la brecha entre querer dormir y rodar de la cama cada mañana para ir a caminar, asistir a una clase de baile, ir al gimnasio o simplemente pasear por un parque.

Recuerde que está tan saludable cómo se siente. Honre su salud y sus hábitos alimenticios. No siempre es necesario comer perfectamente para estar en buena salud. El sentimiento de felicidad puede contribuir significativamente a su bienestar físico, mental y emocional. Y eso es lo que conseguirá a través de la alimentación consciente.

Capítulo 2: El poder y los beneficios de la alimentación consciente

La alimentación consciente es una lección natural para las personas con escasos recursos alimenticios. Cuando se tiene lo justo para comer, o a veces menos que suficiente, se tiende a saborear cada bocado de la comida porque se quiere prolongar la alegría de comer. Lamentablemente, las personas han inculcado el mal hábito de dar por sentado la comida, gracias a los aparentes excesos de que disponemos.

Simplemente hay que volver a las raíces y saborear cada bocado de la comida para que se vaya a comer de forma consciente. Los beneficios físicos y psicológicos de este enfoque de la alimentación son enormes, y tiene sentido invertir algo de tiempo y energía en aprender a comer de forma consciente para aprovechar sus poderes en su vida diaria.

Mejor comprensión de las señales de su cuerpo

Tenga en cuenta lo que está comiendo y cómo mejora su capacidad para escuchar e identificar las señales de su cuerpo relacionadas con el hambre, los antojos y los sentimientos de plenitud. Cuando come sin pensar, básicamente está desconectando su conexión con las señales de su cuerpo. En tal situación, no puede identificar cuando tiene hambre.

Gracias a la disponibilidad de comida durante las 24 horas del día y los 7 días de la semana, algunas personas comen durante todo el día. Por lo tanto, ni siquiera permiten que su cuerpo sienta hambre porque no saben cómo identificar y leer los retortijones del hambre.

Las personas suelen malinterpretar la sed, el sueño y la ansiedad como retortijones de hambre y terminan comiendo cuando su cuerpo no necesita realmente el alimento. En consecuencia, no llegan a disfrutar de su comida porque no responden al hambre real. Están utilizando incorrectamente la comida para responder a algunas otras necesidades de sus cuerpos.

Alimentarse conscientemente aumentará su conciencia de las señales de su cuerpo, de forma lenta, pero segura. Con el tiempo, reconocerá cuándo siente hambre real y cuándo es solo una llamada para llenar un vacío emocional, evitando así comer en exceso. Le ayuda a sintonizar con su cuerpo, haciendo más fácil que antes la lectura e identificación de señales corporales como el hambre real, los sentimientos de saciedad, etc.

Además, reducir la velocidad mientras se come ayuda a mejorar la digestión, ya que se da al cuerpo el tiempo suficiente para absorber todos los nutrientes de los alimentos consumidos de forma óptima. Compare esto con engullir la comida, lo que lleva a una absorción más rápida y menos efectiva de los nutrientes.

Reducción de los antojos de comida

Alimentarse conscientemente le hace sentir curiosidad por los sentidos de su cuerpo, incluyendo los antojos de comida. Esta nueva curiosidad le conduce a aprender más sobre sí mismo, sus experiencias y sensaciones en lugar de obligarle a alimentar los falsos antojos. A medida que aprenda más sobre sí mismo, los antojos pierden lentamente su intensidad, y está cada vez más capacitado para responder a ellos de forma sensata.

Además, se da cuenta de que los antojos, al igual que las emociones, tienden a pasar con el tiempo si no se responde a ellos. Aunque al principio, no responder puede ser un gran desafío, cuanto más lo intente, mejor lo conseguirá.

Cuando usted se alimenta conscientemente, se da cuenta de la sensación de plenitud y el sabor y el gusto de la comida de manera satisfactoria. En consecuencia, le resulta fácil decir, "Basta" y detenerse cuando está lleno. Sus papilas gustativas están completamente saciadas, y los sabores de la comida no son placenteros después de este punto. Así que no come en exceso, y felizmente, para usted, sus antojos de comida tienen un gran impacto.

Además, el comer con cuidado crea la pausa necesaria para considerar si desea esa segunda ayuda o no. En lugar de alcanzar automáticamente el bocadillo, tiende a detenerse un rato y pensar si ese bocadillo es absolutamente necesario. Además, sabe que no hay ninguna restricción en ese bocadillo, y puede saborearlo mejor y a gusto si lo consume más tarde. Este proceso de pensamiento contrarresta y disminuye sus antojos.

Mejora del control de peso

Hay más posibilidades de perder peso, considerando que se comerá solo para alimentarse y no en exceso. Sin embargo, los estudios han mostrado respuestas mixtas. Por ejemplo, una revisión de diez estudios realizados en julio de 2017 por Janet M Warren y su equipo (publicados en Researchgate.net) mostraron que la pérdida de peso era clara y significativamente obvia en muchos participantes. Sin embargo, los investigadores no pudieron encontrar una relación directa entre la pérdida de peso y la alimentación consciente.

Sin embargo, los investigadores estuvieron de acuerdo en que la alimentación consciente impulsaba una actitud de comer solo para satisfacer el hambre real y no el hambre emocional. Por consiguiente, las posibilidades de perder peso mediante una reducción de la ingesta de alimentos puede ser un resultado directo de la alimentación consciente. Si se presta atención a lo que se come, a cuánto se come y se identifican las señales de plenitud del cuerpo, es muy probable que se deje de comer cuando se esté suficientemente alimentado.

Además, la alimentación consciente también saciará las papilas gustativas, lo que significa que los antojos se reducirán. La pérdida de peso en tales situaciones es algo que se hace. Así que, aunque los estudios no pudieron encontrar una conexión con base científica entre la pérdida de peso y la alimentación consciente, es un resultado de sentido común que se puede esperar. Por supuesto, seguir métodos de alimentación consciente diligente y honestamente es una expectativa aceptada para obtener grandes resultados. Es importante saber que la pérdida de peso no es el objetivo principal de la alimentación consciente. No obstante, se ha observado que es un instrumento útil para el control del peso.

Reducción de los síntomas del cáncer

Los pacientes de cáncer en el Instituto de Cáncer de Dana Farber han encontrado que la alimentación consciente es útil para ayudar a curar y reducir los síntomas. A medida que los pacientes se concentran en saborear el sabor y la textura de la comida, se encuentran disfrutando de la comida mejor que antes, y la sensación de satisfacción les da una sensación de mayor bienestar, lo que, a su vez, tiene un impacto directo en la eficacia de las terapias contra el cáncer.

Otros beneficios físicos de la alimentación consciente

La alimentación consciente ha demostrado ser muy prometedora para abordar múltiples problemas físicos, incluyendo:

- La reducción de los niveles de cortisol, que contribuyen a la obesidad.

- Reducción del ritmo cardíaco, la presión arterial y los niveles de estrés.

- Mejora de la digestión.

- Reducción de la ingesta de calorías.

Beneficios abstractos de la alimentación consciente

Los expertos opinan que alimentarse conscientemente puede ser una herramienta útil para reconocer, identificar y hacer cambios positivos en los comportamientos alimentarios. Una de las ventajas más significativas es que tienes una amplia gama de opciones de alimentación porque nada está restringido. Sin embargo, esto no significa que puede comer lo que quiera y/o cuánto quiera. Solo significa que la eliminación de las restricciones libera su mente de la preocupación por ellas, lo que, a su vez, evita la aparición de antojos, algo que ocurre con frecuencia cuando se siguen las formas tradicionales de dieta.

La alimentación consciente le ayuda a manejar sus emociones de una manera mucho mejor que antes. A menudo, las emociones son la razón principal por la que las personas comen en exceso y tienen trastornos alimentarios como los atracones, la anorexia, la bulimia, etc. La alimentación consciente le enseña a identificar y afrontar sus emociones con madurez, dándole el poder de controlarlas en lugar de que las emociones le controlen a usted. La alimentación consciente le ayuda a liberar el estrés y la ansiedad de su corazón y de su mente, dándole el poder de tomar decisiones informadas y sensatas sobre la comida y los hábitos alimenticios.

La alimentación consciente revoluciona la forma de pensar. En lugar de reaccionar a los pensamientos de comida y relleno, le enseña a mirar sus pensamientos, sus causas de raíz, y encontrar maneras de manejarlos sin ser juzgado. La atención plena es un ejercicio a través del cual puede escuchar sus pensamientos sin obedecerlos sin pensar.

Otro beneficio abstracto importante de la alimentación consciente es que la necesidad de pensar siempre en la comida no existe. Las personas que están a dieta piensan continuamente en las opciones de alimentos disponibles para la próxima comida. Estas personas siempre están planeando y calculando cuánto y qué comer, un proceso interminable que requiere mucho tiempo y energía. Con la alimentación consciente, este aspecto se elimina de su vida, y el tiempo y la energía utilizados por las personas que siguen las dietas tradicionales se liberan para ser utilizados en otras formas productivas.

La alimentación consciente ayuda a construir una actitud de gratitud. Al comer despacio, tiene tiempo para visualizar el viaje de la comida desde sus orígenes hasta su plato. Y en cada etapa, tiene la oportunidad de mostrar su gratitud a las diversas personas que trabajaron a lo largo del viaje de la comida. La alimentación consciente puede ayudarle:

• Deje pasar los antojos de comida sin tener que responder a ellos.

• Coma solo cuando tenga mucha hambre y no en respuesta a las emociones.

• Deje de comer cuando se sienta saciado y lleno.

• Trate los trastornos alimentarios, incluyendo los atracones, la alimentación emocional y más. (Un capítulo aparte está dedicado a la atención plena y los trastornos alimenticios).

Los beneficios de la alimentación consciente son numerosos, desde los beneficios para su cuerpo hasta la elevación espiritual. Aquí hay un resumen:

- Comer con atención le ayuda a reconectarse con la sabiduría innata de la vida humana que está latente en todos. Usando esta sabiduría latente innata, puede identificar saludablemente los desencadenantes del hambre y la saciedad.

- La alimentación consciente no solo alimenta su cuerpo, sino también su corazón y su mente.

- Le permite elegir alimentos sanos, así como disfrutar de sus comidas favoritas de forma equilibrada. Este resultado es bastante contrario a usar métodos de dieta que tienden a construir y acumular sentimientos de privación.

- La alimentación consciente conduce invariablemente a desarrollar la atención plena en todos los aspectos de su vida, lo que, a su vez, le ayuda a ser cada vez más consciente de sí mismo y de sus relaciones con los demás a su alrededor.

Finalmente, uno de los beneficios más maravillosos es que cambia el enfoque de los factores externos a su sabiduría interior. Esta actitud se superpone a otros aspectos de su vida. Con el tiempo, verá la inutilidad de culpar a los demás por todas sus elecciones de vida y no solo las relacionadas con la comida. Comienza a buscar soluciones desde su interior en lugar de depender de agencias externas. En consecuencia, encontrará soluciones óptimas para sus problemas porque vienen de su corazón.

Capítulo 3: Comprendiendo las diferencias entre la alimentación consciente y la inconsciente

El concepto de la alimentación inconsciente se introdujo brevemente en las primeras etapas de este libro. Para mejorar su comprensión de la alimentación consciente más profundamente, hay que ver cómo se diferencian los dos tipos de alimentación. La comprensión de la alimentación inconsciente se basa en el conocimiento de las diversas razones por las que las personas comen en exceso.

Entonces, ¿por qué comer en exceso? Hasta hace poco, las comidas consistían en que los miembros de la familia se sentaban juntos para hablar, comer y difundir la felicidad y la alegría. No había presión sobre lo que se comía y en qué cantidad. Sin embargo, otro punto importante era que las comidas no eran una obsesión gastronómica. Era una época en la que se consumía comida para el sustento del cuerpo, de modo que se tenía suficiente energía para realizar las tareas diarias.

Sin embargo, hoy en día, los pensamientos sobre la comida han consumido la mente de las personas tanto que se sienten estresadas y ansiosas. ¿Por qué se ha producido este cambio? ¿Por qué la alimentación se ha transformado en un aspecto tan compulsivo de la vida humana que ha pasado de ser una actividad agradable a ser un problema obsesivo? ¿Por qué las personas están comiendo en exceso, y por qué les resulta difícil dejar de comer grandes cantidades de comida basura? Aquí están las razones detrás de la sobrealimentación sin sentido y las formas conscientes de superar cada problema.

Once razones por las que come en exceso

1. Olvida cuándo y cuánto ha comido

La gente tiende a creer en sí misma porque es natural confiar en sí mismo y ajustar su consumo de alimentos con el tiempo. Por ejemplo, si hoy ha comido un paquete entero de papas fritas en lugar de un tazón de verduras, podría decirse que lo compensará reduciendo su consumo de alimentos en otro día. De esta manera, su consumo de alimentos está equilibrado para la semana.

Sin embargo, en realidad, ese no es el caso. Un estudio de 1998 publicado en Sage Journals y realizado por Paul Rozin y su equipo de la Universidad de Pennsylvania demostró que los participantes no recordaban qué y cuánta comida comían. En consecuencia, comían todo lo que se les ponía en el plato, lo que provocaba que comieran en exceso. Este tipo de consumo de alimentos sin sentido e irreflexivo llevó a las personas a seguir comiendo en lugar de detenerse cuando se sentían llenos. Otro estudio realizado por Jeffrey M. Brunstrom y su equipo (Universidad de Bristol), publicado en la revista Plos One, mostró resultados similares.

Un comportamiento alimenticio consciente que puede ayudar a contrarrestar el tipo de olvido mencionado anteriormente es mantener un diario de alimentos o seguir un horario de comidas regular. Efectivamente, esto significa que come atentamente, mastica su comida varias veces, y saborea el sabor y la textura de la comida que está comiendo para que las posibilidades de olvidar lo que comió sean mejores que si simplemente engulle su comida.

2. Come en platos grandes

Puede parecer una tontería que el tamaño de su plato pueda marcar la diferencia en la cantidad de comida que consume. En realidad, este aspecto de la alimentación no es nada tonto y debe ser tomado en serio. Los platos de gran tamaño significan que, sin querer, se sirve grandes porciones de comida.

Estudios de investigación llevados a cabo en la Universidad de Cornell han demostrado que las pequeñas porciones de comida en platos de gran tamaño hacen que las personas piensen que no están comiendo lo suficiente, y terminan sirviéndose más comida de la necesaria. Por el contrario, servir pequeñas cantidades de comida en platos pequeños hace que las personas sientan que están comiendo lo suficiente, un gran elemento para una vida saludable.

En un interesante estudio estadounidense realizado por Brian Wansink y publicado en la revista Obesity Research en 2005, los participantes se dividieron en dos grupos y se les alimentó con sopa. Un grupo tenía tazones normales llenos de sopa. Al segundo grupo se le dieron tazones rellenados a través de un tubo desde debajo de la mesa, desconocido para los participantes. Los participantes cuyos tazones fueron rellenados comieron un 73 por ciento más de sopa que los otros participantes, que comieron de tazones no reabastecidos.

Los participantes que habían consumido más sopa no creían tener más por comer que los demás. Tampoco tenían la sensación de estar extra llenos. Este estudio muestra que el cuerpo puede consumir cualquier alimento que se le ponga delante, por lo que comer en grandes platos puede llevarle a comer más.

Interesantemente, cuanta más comida se amontona, más se tiende a comer, incluso cuando se sabe que hay más comida de la necesaria. Los médicos holísticos pueden entender este poder de la biología, superando el poder cognitivo. Según los médicos holísticos, los seres humanos no son solo un cuerpo.

Las personas también tienen un espíritu o fuerza vital que impulsa la mente. La mente es como un ordenador que piensa y trabaja para todo. El cuerpo, por supuesto, es la parte física y tangible. Ahora, los practicantes holísticos reconocen los siguientes tres principios de los seres humanos de tres niveles (un concepto arraigado en el pensamiento filosófico oriental):

- El espíritu es el jinete.

- La mente forma los reinos.

- El cuerpo es similar a un elefante.

Al igual que no puede hacer que el elefante haga algo que no quiere hacer, no puede obligar a su cuerpo a hacer algo en contra de sus deseos. Por lo tanto, si coloca comida extra delante del elefante (o de su cuerpo) y le dice que no coma, no le escuchará, especialmente si no está saciado.

Por lo tanto, el agua puede ser utilizada para hacer que el cuerpo se sienta saciado. Beba agua para que su cuerpo se sienta lleno y luego siéntese a comer; es probable que llene el plato solo hasta el punto en que necesite comer.

Hay otras formas sencillas de manejar este aspecto aparentemente extraño, pero importante, de la alimentación que afecta directamente a los problemas de control de peso. Puede elegir un plato más pequeño o llenar su plato grande de manera diferente. Por ejemplo, tener grandes porciones de alimentos saludables como frutas, verduras y ensaladas, y pequeñas porciones de cereales, proteínas, carbohidratos, etc.

3. Mira la televisión mientras come

Sentarse en el sofá con el plato lleno de comida parece una actividad inofensiva. De hecho, parece una actividad inteligente, considerando que logra obtener su dosis de entretenimiento televisivo mientras come, ayudándole a ahorrar tiempo. Sin embargo, permitirse cualquier otra actividad, incluyendo ver la televisión mientras se come, es una de las cosas más absurdas que se pueden hacer. Se distrae con la comida cuando intenta hacer varias tareas para ahorrar tiempo y termina comiendo más de lo necesario.

Según un estudio realizado en febrero de 2013 por un equipo de la Universidad de Birmingham y publicado en el Diario Americano de Nutrición Clínica, las personas que se concentraron en su comida en lugar de distraerse viendo la televisión tendieron a comer mucho menos que aquellos que combinaron la televisión con la comida. En consecuencia, esas personas tendían a correr mayores riesgos de aumento de peso, lo que, si no se controlaba, podía conducir a la obesidad.

Una forma de contrarrestar este hábito de comer sin sentido es dedicar tiempo a las comidas. Comprométase a apagar la televisión cuando coma. Este enfoque ralentizará su proceso de alimentación y le ayudará a prestar atención a la comida en su plato. Además, es más probable que su mente se dedique a la tarea de comer en lugar de distraerse con otras tareas.

4. La comida chatarra puede tener efectos adictivos

Numerosos estudios han demostrado repetidamente que los alimentos con alto contenido de azúcar, sal y grasa son adictivos. Estos alimentos crean reacciones químicas en el cerebro, que son similares a las reacciones creadas por las drogas.

En consecuencia, las personas se vuelven adictas a estos alimentos. Cuanto más los comen, más se hacen adictos, y más difícil se hace dejar de comerlos. Es interesante que un estudio realizado en 2014 por investigadores de la Universidad de Nueva Gales del Sur,

Australia, demostró que la comida chatarra no solo es adictiva, sino que también reduce el deseo de una comida sana, orgánica, saludable y nutritiva.

Renunciar a la comida chatarra es similar a renunciar a cualquier adicción. Requiere un compromiso persistente junto con mucho apoyo externo, incluyendo ayuda profesional. Sin embargo, es posible, y la alimentación consciente es una forma fabulosa de hacerlo. Cada vez que se da el gusto con su comida chatarra favorita, trate la experiencia de forma consciente.

Coma despacio. Con cada mordisco, que debe ser masticado varias veces, recuerde los malos efectos de estos alimentos. Aquí hay algunas maneras más simples de reducir su dependencia de la comida chatarra:

Beba agua cuando crea que tiene hambre. A menudo, la sed se confunde con el hambre, especialmente por parte de aquellos que todavía tienen que aprender a comer con atención, a través de los cuales aprenden a discernir entre el hambre real y el hambre emocional.

Coma más proteínas. La alimentación consciente no consiste realmente en dar preferencia a un tipo de alimento sobre otro. Sin embargo, si es consciente de sus hábitos alimenticios, notará que comer un poco más de proteínas en su comida aplaza los retortijones de hambre durante períodos más largos que si come carbohidratos.

Reconozca su compulsión. Pero distánciese de él o de responder a él. Una buena manera de hacer esto es desviar la atención del deseo. Puede dar una caminata rápida, tomar una ducha o hacer actividad física.

Cambiar sus pensamientos o su entorno. Con el tiempo, este deseo, como cualquier otra emoción humana, tiende a perder intensidad si no se alimenta o responde a ello. Algunos estudios han demostrado que masticar chicle, asegurarse de que no contiene azúcar, también ayuda a controlar los antojos de comida.

Planifique sus comidas. Le ayudaría enormemente si dedicara unos minutos cada día a planificar sus comidas. Prepararse para las comidas puede eliminar la espontaneidad y la incertidumbre, asegurándose de que contienen todos los elementos nutricionales que necesita y muy pocos elementos "chatarra".

Se cree que la espontaneidad y la incertidumbre son dos de los mayores contribuyentes a los antojos de comida. La planificación de las comidas también asegurará que se coma antes de llegar a una etapa de hambre extrema, que suele ser cuando se come en exceso sin pensar y se da el gusto de comer azúcar, sal y alimentos ricos en grasa.

Retire de su casa todos los alimentos procesados y chatarra. Mire dentro de los armarios de la cocina o los refrigeradores y verá que están llenos hasta el tope de alimentos empaquetados, enlatados, congelados y más. Deshágase de todo, porque es casi imposible no consumir este tipo de alimentos si los tiene a su disposición.

5. Conecta la comida con el poder

Es común para las personas asociar el tamaño con el poder. Cuanto más grande es el tamaño, más poder, o eso cree la gente. Por ejemplo, cuanto más grandes sean sus balances bancarios, mejor. Cuanto más grandes son sus casas, más éxito tienen, y así sucesivamente.

La misma mentalidad se aplica a la comida. Los hábitos alimenticios sin sentido son impulsados por esta mentalidad de conectar más comida con más poder. El estudio de Brian Wansink (Tazones de sopa sin fondo) demostró este aspecto del comportamiento humano de forma irrefutable. Las personas no solo conectan más comida con ser mejores, sino que también se sabe que miran a otras personas que toman porciones grandes con más respeto que a las que toman porciones más pequeñas.

Una forma consciente de luchar contra este punto es cambiar la mentalidad sobre la relación entre el tamaño y el poder. Desafíe su tendencia natural a creer en algo simplemente porque estas ideas han sido transmitidas a través de generaciones. Acepte que pequeñas porciones de comida rica en nutrientes son suficientes para dar energía a su cuerpo y mente para pasar el día con energía de sobra.

6. Equipara la comida con la recompensa

Esta actitud de equiparar la comida con la recompensa tiene sus raíces en las experiencias de la infancia. Es común que los padres ofrezcan golosinas para calmar a un niño que llora o como recompensa por algo bueno. Este rasgo de personalidad adquirido continúa en la edad adulta, y las personas terminan recompensándose con comida por varias cosas. Pronto, estas recompensas se convierten en la norma de la alimentación.

Debe desaprender la idea de tratar la comida como una recompensa. Comer alimentos nutritivos no es un placer, sino una necesidad para el cuerpo y la mente. Cada vez que desee "recompensarse" con un helado o cualquier otro alimento, recuerde que no es una recompensa. Cambie sus programas de recompensa por algo que no sea comida.

7. Come una variedad de alimentos

Este es otro aspecto interesante de los hábitos alimenticios humanos. Por ejemplo, supongamos que usted come solo un plato por comida. Lo que sucede es que las papilas gustativas se acostumbran al sabor del mismo plato, y se obtiene menos placer al comer el plato. Por lo tanto, se tiende a dejar de comer cuando el hambre física está saciada. Este fenómeno se conoce como "saciedad sensorial específica", lo que significa que está satisfecho y se siente lleno por el sabor de la comida.

Ahora, supongamos que su plato está lleno de una variedad de platillos, con muchos sabores diferentes. Tiende a comer más de lo que le permite su hambre física porque sus papilas gustativas tardan más tiempo en sentirse satisfechas con el sabor de los alimentos. Los investigadores han realizado pruebas sobre este aspecto de la alimentación y han encontrado que varios platillos tienden a llevar a las personas a comer cuatro veces más que cuando solo se sirve un platillo en el plato.

Los nutricionistas enfatizan la importancia de comer una variedad de alimentos. Como un comensal consciente, debe ser consciente de que la variedad puede dar lugar a comer en exceso, especialmente en situaciones como un servicio de buffet donde se sirven muchos platos. Cuando es consciente de lo que come, y cómo, aprende a discernir la diferencia entre sentirse físicamente satisfecho y sus papilas gustativas satisfechas.

8. Su vida está llena de estrés y ansiedad

La falta de sueño y el estrés excesivo llevan a comer en exceso. Los resultados y observaciones de numerosos estudios revelan que el estrés y la falta de sueño suficiente y reparador juegan un papel importante en el aumento de peso. Además, estos dos elementos dificultan la pérdida de peso y la lucha contra los antojos de comida.

El sueño y el estrés se afectan mutuamente en igual medida. Cuanto mejor se duerme, menos estrés se tiene. Cuanto mejor maneje su estrés, mejor dormirá. Elija cualquiera de los dos para superarlo primero dependiendo de sus capacidades y estilo de vida, y el otro tendrá automáticamente un impacto positivo.

Otra posible causa de estrés y ansiedad es la falta de agua. El agua es un elemento esencial necesario para que su cuerpo trabaje a su máximo potencial. El estrés podría ser una causa de deshidratación crónica no intencional que conduce a un desequilibrio de electrolitos y fluidos. El mejor fluido para devolver este equilibrio esencial a su sistema es el agua. Por lo tanto, los expertos opinan que beber agua puede ser un método útil para sentirse satisfecho y reducir la ansiedad.

9. Combina la comida con el alcohol

El consumo de alcohol aumenta el comportamiento impulsivo y reduce el autocontrol. Combinar el alcohol con la comida le obliga a comer en exceso. De hecho, se cree que el alcohol también mejora el sabor de la comida. Recientes estudios de investigación han demostrado que el alcohol inhibe la capacidad de identificar las señales del cuerpo, otro elemento que puede llevarle a comer sin pensar.

Sea consciente de la cantidad de alcohol que consume. Es mejor no beber en absoluto; sin embargo, esto es más fácil de decir que de hacer, especialmente cuando se está socializando. Lo mejor es limitar el consumo de alcohol.

Un factor de socialización moderno similar que mejora el comer sin sentido es cuando se come con otros. Los estudios han demostrado que las personas tienden a seguir la cantidad y el tipo de comida que comen las personas que nos rodean. Por lo tanto, si usted está comiendo con un grupo de comensales, es probable que se permita comer sin sentido porque está copiando a sus vecinos en un ambiente social.

La alimentación consciente no le impide tener una vida social; solo le enseña a tomar conciencia de sus hábitos alimenticios para tomar medidas correctivas antes de que las cosas se vuelvan irreversiblemente malas para su persona. Así que, aunque no es necesario que deje de socializar, debe ser consciente de sus acciones, comportamientos y pensamientos para evitar que coma sin pensar.

10. Experimenta la comida como confortante

A menudo, las personas comen solo por consuelo. Lo usan para satisfacer una necesidad humana, incluyendo la necesidad de amar, pertenecer, ser amado, y más. Cuando estas necesidades no se satisfacen, algunos tienden a recurrir a la comida para llenar el vacío.

A veces, si se está de duelo por algo, buscar comida es una reacción común. El truco está en saber y reconocer que la comida no puede traer un consuelo duradero; solo traerá más dolor a los problemas de salud.

11. Utiliza la comida para superar el aburrimiento

Imagine esta escena un domingo por la mañana a las 8 a. m. Anoche tuvo una enorme cena de una hamburguesa jumbo con papas fritas a un lado, que comió mientras veía un programa en la televisión, que ya ha visto varias veces. Ahora, es domingo por la mañana, y ha hecho una lista de cosas por hacer para completar antes de volver al trabajo mañana.

Realmente necesita empezar a trabajar para terminar todas las tareas y estar listo para unirse a sus amigos para un almuerzo dominical. Sin embargo, usted no quiere hacer ninguno de los trabajos que se comprometió a hacer porque todos son muy aburridos. Así que se dice a sí mismo que lo hará una vez que se haya hecho una buena tortilla de queso.

Prepara su desayuno y se lo come delante de la televisión, tal vez viendo el mismo episodio del programa que vio anoche. Cuando mira el plato después de un rato, se da cuenta de que está vacío, y no puede recordar nada sobre la tortilla que hizo.

Ahora, ¿puede levantarse y empezar a trabajar? No, en realidad no. El aburrimiento vuelve con una venganza, y se dice a sí mismo: "En una hora más, tendré que irme a almorzar con mis amigos". No voy a empezar algo que no puedo terminar". Así, el trabajo de su lista de cosas por hacer queda sin hacer.

Sin embargo, el elemento de la mañana del domingo que se ha perdido en la locura es la deliciosa tortilla de queso. Le resulta difícil recordar cómo la hizo, a qué sabía y cuándo la terminó. La mañana entera se convirtió en una actividad sin sentido.

Ahora, todo lo que se necesita es un instante consciente para alterar este hábito profundamente arraigado. Cuando mira su lista de tareas y experimenta la profunda sensación de aburrimiento, lo primero que puede hacer es hacer una pausa y conectar con su aburrimiento. Reconocer su presencia porque negarlo es como decir que el mundo es plano. El reconocimiento es el primer paso. Una vez que lo hace, su capacidad para alterar sus respuestas cambia drásticamente. Conectar con su aburrimiento de forma consciente abrirá una visión de soluciones ocultas detrás de las cortinas de la inconsciencia.

Por lo tanto, la próxima vez que sienta la necesidad de comer, haga una pausa y beba un poco de agua como una solución inmediata, aunque sea a corto plazo, para el deseo de su cuerpo de comer y pensar. ¿Realmente siente hambre o tiene algo o alguien que le ha lastimado o disgustado, por lo que recurre a la comida para sentirse mejor?

Los sentimientos de desesperación, tristeza y la aparente ausencia de amor y consuelo también podrían ser el grito de su cuerpo por agua y sal, colectivamente denominados electrolitos. La falta de suficiente hidratación puede llevar al cerebro a pensar en problemas inexistentes o incluso a ahogarse en un vaso de agua. Cuando el cuerpo está bien hidratado, el cerebro puede pensar con claridad y encontrar soluciones no alimentarias para sus problemas, y dejar de comer sin pensar.

La comida sin sentido es una forma de escapar a la comida para sentirse cómodo que no se puede encontrar en ningún otro lugar. Esta actitud "escapista" es natural porque puede ser un desafío para lidiar con sentimientos difíciles y asuntos incómodos. Su vulnerabilidad le lleva a comer sin sentido.

Contrarrestar el comer sin sentido es la mejor manera de construir la conciencia de sí mismo y encontrar el coraje y la fuerza, que definitivamente está latente dentro de uno mismo, para enfrentar los obstáculos con confianza. La comida no puede resolver sus problemas, pero definitivamente tiene el poder de profundizar en sus recursos y encontrar soluciones, a veces con un poco de ayuda de sus seres queridos, amigos e incluso profesionales.

Contrarrestar el comer sin sentido es la mejor manera de construir la conciencia de sí mismo y encontrar el coraje y la fuerza, que definitivamente está latente en su interior, para enfrentar los obstáculos con confianza. La comida no puede resolver sus problemas, pero definitivamente tiene el poder de profundizar en sus recursos y encontrar soluciones, a veces con un poco de ayuda de sus seres queridos, amigos e incluso profesionales.

Capítulo 4: Nueve mitos comunes sobre la alimentación consciente

Antes de comenzar con cualquier idea, lo primero que hay que hacer es reunir todos los hechos e información importantes sobre ello. Luego, tratar de entender los malentendidos y mitos en torno al tema. Cuando esté realmente preparado con toda la información, estará capacitado para tomar decisiones informadas.

Tiene sentido reiterar la verdadera esencia de la alimentación consciente en este punto para poner los diversos mitos en la perspectiva correcta y entender cómo se les etiqueta como mitos y no como hechos. La alimentación consciente es:

• Crear conciencia de su poder para elegir alimentos y prepararlos de manera que tengan un impacto positivo en su cuerpo y su mente.

• Utilizar todos los sentidos con la experiencia de comer para obtener beneficios óptimos tanto en términos de saciar como de nutrir el cuerpo y la mente.

• Reconociendo todas las respuestas a los sabores de los alimentos, las texturas y todos los demás aspectos sin juzgar.

• Crear conciencia del hambre física y de las señales de saciedad para que pueda nutrir su cuerpo cuando se lo pida y dejar de comer cuando se lo pida.

A continuación, intente comprender lo que NO es la alimentación consciente y los diversos mitos que la rodean. A medida que lea cada uno de los hechos míticos que se enumeran en este capítulo, verá con qué facilidad puede desacreditarlos ahora que está seguro del verdadero significado de la alimentación consciente. Desacreditar los mitos es una gran manera de mantener sus expectativas realistas y prácticas, y cómo utilizar este concepto en su beneficio para un beneficio óptimo.

Desacreditando los nueve mitos más grandes de la alimentación consciente

Mito #1 - La alimentación consciente es igual a comer menos comida

La alimentación consciente consiste en prestar atención a todas las experiencias de la alimentación. A medida que presta atención y se centra en los resultados sensoriales de la comida y los cambios corporales en su cuerpo, se hace muy consciente de las diversas señales que su cuerpo le está enviando. Cuando esté completamente enfocado en recibir señales de saciedad de su cuerpo, lo notará desde el principio. La elección de dejar de comer después de eso depende del practicante - usted.

La alimentación consciente también significa que no se juzga la cantidad de comida que se necesita comer cada día. Las necesidades de su cuerpo no son rígidas. Algunos días se siente lleno por una pequeña cantidad de comida, y en otros, necesita comer mucho más antes de sentirse lleno. Estos últimos días pueden ser desencadenados por cambios hormonales o trabajo físico extra, ya sea en la rutina o en el gimnasio.

La alimentación consciente acepta que es perfectamente normal que su cuerpo pida más comida en ciertos días. No hay necesidad de mirarse a sí mismo o a su cuerpo de forma juiciosa porque no hay nada malo o correcto en consumir la nutrición requerida. Está bien ceder en esos días siempre que esté atento y sea consciente de las razones físicas y tangibles que hay detrás de ello. Además, debe estar muy atento a las señales de saciedad de su cuerpo para que pueda elegir dejar de comer en el momento adecuado. Por lo tanto, la alimentación consciente no se traduce necesariamente en comer menos; se traduce en comer solo lo suficiente para su hambre física.

Mito #2 - La alimentación consciente es todo acerca de la pérdida de peso

Definitivamente hay algunos estudios de alimentación consciente sobre la pérdida de peso que parecen prometedores. Además, muchos nutricionistas y expertos están continuamente investigando para encontrar soluciones sostenibles y prácticas, no solo dietas de moda, para el alarmante crecimiento de la obesidad mundial.

Sin embargo, es imperativo señalar que la alimentación consciente no se limita a la pérdida de peso. El elemento clave de la alimentación consciente es tener una relación saludable con la comida, los hábitos alimenticios y toda la experiencia alimentaria. Este enfoque le hace estar más en sintonía con las señales de plenitud y saciedad de su cuerpo. En consecuencia, tiene la capacidad de dejar de comer cuando su cuerpo recibe la cantidad justa de comida, lo que, a su vez, evita comer en exceso. Las posibilidades de perder peso cuando no se come en exceso son altas.

Sin embargo, no hay garantías de pérdida de peso con la alimentación consciente. El resultado feliz es más sobre el reconocimiento y la aceptación de su cuerpo de la forma en que está hecho sin sentimientos de culpa o vergüenza. Aprende a aceptar que el número que aparece en su balanza no es una medida real de su éxito.

Por lo tanto, el objetivo principal de la alimentación consciente no es la pérdida de peso, sino que el elemento molesto se convierte en un tema redundante. Se trata de centrarse en aprender a alcanzar y mantener el tamaño natural de su cuerpo sin restricciones o fuerzas.

Mito #3 - La alimentación consciente elimina automáticamente la alimentación emocional y el exceso de comida

¡Otro gran mito! Puede que sea lo que quería oír, pero por desgracia, si empieza con la expectativa de que este mito se convierta en realidad, se decepcionará. La alimentación consciente no le convierte en un superhéroe. No es una solución milagrosa. Debe tener cuidado y evitar a la gente que promete tales "arreglos" porque todos los arreglos milagrosos son mitos.

La mayor ventaja de la alimentación consciente es que le enseña a aceptar su realidad imperfecta sin juzgarla. Esta capacidad de aceptar quién es y de qué es capaz le hace estar alerta a las señales que su cuerpo le envía la próxima vez que tenga la necesidad de comer en exceso o caiga en la trampa de las necesidades alimenticias emocionales.

Ser consciente de que está alimentando su hambre emocional y no su hambre real puede llevarle a mantenerse alejado de la comida. Esta conciencia puede llevarle a trabajar en su problema sin tener que recurrir a la comida cada vez.

La alimentación consciente le enseña y le muestra un espejo de sus respuestas. Le ayuda a darse cuenta y a ser consciente de cómo responde a ciertos desencadenantes. La atención plena consciente le permite elegir lo que le está sucediendo en lugar de aceptar sin querer y sin pensar todo lo que está sucediendo.

Aprende a reconocer los sentimientos y señales de culpa y a encontrar soluciones para afrontarlos de la mejor manera posible sin ceder a estas ideas negativas. La alimentación consciente le dice que la comida está hecha para comer, y no hay nada malo en comer. Rompa el mito de que sentirse culpable por comer le lleva a comer menos.

La alimentación consciente le enseña a confiar en su cuerpo y a escuchar sus señales.

En lugar de tratar de comer menos en un día porque se ha permitido un poco en el día anterior, aprende a centrarse en las necesidades de su cuerpo y responder en consecuencia. La alimentación consciente no le ata a nada excepto a su cuerpo, mente y espíritu. Le libera de las ataduras de las dietas sin sentido que no hacen más que volverle loco con sentimientos improductivos de culpa y vergüenza.

Mito #4 - La alimentación consciente le impide tener una vida social activa

Este capítulo sobre la alimentación inconsciente vs. la alimentación consciente trata sobre el consumo de alcohol y la alimentación con los amigos, lo que lleva a uno a comer en exceso. Sí, los estudios muestran que el alcohol y comer en una función social o fiesta o solo con otros amigos tienden a hacer que las personas coman en exceso. Otra razón para que este mito se haya multiplicado es la idea errónea de que la alimentación consciente requiere una atención completa e inflexible, lo que no puede hacerse en un entorno social.

De hecho, ciertas personas que abogan por la alimentación consciente hablan de cambiar su entorno para que la alimentación consciente sea un plan exitoso en su vida. Una teoría particular propuesta por estas personas es que el aumento de peso se produce en el entorno en el que se vive y fomenta la alimentación consciente. Por lo tanto, ¡la forma de salir de este aprieto es cambiar el entorno!

Nada más lejos de la realidad, porque comer de forma consciente no significa que tenga que cambiar cómo y dónde ha estado viviendo, o que no deba socializar o darse el lujo de beber de forma responsable. La alimentación consciente le enseña a ser consciente de que puede comer en exceso mientras socializa y se ocupa de ello. Sin embargo, puede haber momentos en los que no se puede ser rígido sobre el comer y el beber mientras se está en una gran fiesta con grandes amigos, ¿verdad?

La alimentación consciente también le enseña a aceptar estas situaciones como normales, de nuevo sin sentirse culpable o avergonzado por ello. Además, la alimentación consciente no consiste en prestar una atención inflexible a la comida, sino en participar en la experiencia alegre y feliz de comer una gran comida, a veces solo y a veces con amigos.

Para reiterar, comer con atención es ser consciente de las señales del cuerpo de plenitud y saciedad. La asombrosa habilidad de discernir e identificar correctamente las señales y señales del cuerpo puede cultivarse fácilmente a través de la alimentación consciente. Además, estas señales pueden ser leídas incluso cuando se sale a socializar con los amigos, en las fiestas de la oficina o en cualquier otro lugar.

Mito #5 - La alimentación consciente necesita mucho tiempo

¡El mayor mito de todos ellos! Las personas ocupadas en trabajos corporativos utilizan esta razón regularmente para no tratar de comer de forma consciente. Se excusan diciendo que están demasiado ocupados para dedicar más tiempo a la actividad "mundana" de comer sus comidas.

No solo las prácticas de alimentación consciente no necesitan de un tiempo extra de su parte, sino que una vez que entienda cómo funciona, verá que en realidad está ahorrando mucho tiempo y energía. Piense en todo el tiempo y energía que gasta en pensar en la próxima comida, lo que va a comer, cómo se va a preparar, y otras preguntas complejas sobre el simple acto de comer.

Con la alimentación consciente, ninguna de estas preguntas necesita su tiempo o energía. Puede comer lo que haya hecho y entregar a su cuerpo las bendiciones nutritivas de la comida que come, sin importar lo que sea. Simplemente se rinde a la alegría de la experiencia de comer, incluso cuando se nutre el cuerpo, la mente y el espíritu.

Mito #6 - La alimentación consciente se traduce automáticamente en opciones "saludables"

La alimentación consciente consiste en prestar atención a la comida que prepara y come. Sin embargo, no se traduce automáticamente en opciones "saludables". La alimentación consciente incluye las opciones que puede hacer para comer de forma saludable. Sin embargo, la elección no es automática; tiene que ser dirigida por su mente y espíritu.

La alimentación consciente por sí misma permite múltiples pausas durante la comida, en las que puede ver, sentir y comprender lo que está comiendo, y tal vez, tomar decisiones más saludables o reducir las porciones. Las pausas están ahí para hacerse la pregunta, "¿Qué me hará feliz en este momento?".

La respuesta a esto podría ser una opción saludable o no saludable. Independientemente de la elección, aprende a disfrutar de la experiencia de comer, y eso es comer con conciencia. Disfruta de la comida delante de sí, porque confía en que su cuerpo le dirá cuándo puede dejar de comer.

Escuchando y respondiendo a los requerimientos de su cuerpo sin restringir nada, está construyendo la confianza con sus instintos y poderes intuitivos. Con el tiempo, su cuerpo responderá con opciones saludables para la pregunta anterior. Además, al ceder a las necesidades de su cuerpo, obtiene la capacidad de leer las señales de saciedad de forma correcta y eficaz.

Mito #7 - La alimentación consciente es una forma de dieta

La alimentación consciente es cualquier cosa menos una dieta de moda. De hecho, uno de los primeros pasos para la alimentación consciente es deshacerse de las dietas de moda de su cabeza junto con los alimentos relacionados que podría tener almacenados en su cocina y refrigerador. Si elige usar la alimentación consciente como una dieta, no se beneficiará de su poder.

La alimentación consciente es sostenible y atemporal. No es algo nuevo, ni desaparecerá del mundo. La alimentación consciente no le restringe de ningún tipo de comida; solo aboga por estar en el momento presente y experimentar cada comida usando todos sus sentidos. Le enseña a ser amable y compasivo con su cuerpo y su mente. Es algo que le libera y le libra de las garras de todas las dietas, ¡viejas y nuevas!

Mito #8 - La alimentación consciente es ser muy, muy cuidadoso con lo que come

Aunque "cuidadoso" es sinónimo de " consciente", la idea de la alimentación consciente no debe ser confundida con la "alimentación cuidadosa". A menudo, se puede escuchar a las personas hacer una o más de las siguientes afirmaciones:

- Estoy observando lo que como.

- Soy muy cuidadoso con el tamaño de las porciones.

- Leo cuidadosamente las etiquetas nutricionales mientras compro alimentos.

El problema de "ser cuidadoso" es que presta mucha atención a algo con la intención de evitar problemas o peligros. Por lo tanto, cuando está alimentándose "cuidadosamente", significa que está tratando de evitar un peligro inminente en la experiencia de comer. Este enfoque es lo opuesto a la alimentación consciente.

La alimentación consciente no trata el comer alimentos como algo peligroso. El concepto de la alimentación consciente no le pide que etiquete sus experiencias alimentarias como buenas o malas. Uno de los componentes más cruciales de la alimentación consciente es el de no juzgar, lo que no es realmente la esencia detrás de comer "cuidadosamente".

La alimentación consciente le permite reconocer y aceptar todos los pensamientos y emociones que vienen a su mente, sin juzgar, en lugar de golpearse con la culpa y la vergüenza. Los comedores conscientes simplemente notan estas emociones, sienten curiosidad sobre por qué y cómo llegan estos pensamientos, y siguen adelante.

Mito #9 - Finalmente, la alimentación consciente es todo acerca de comer lentamente

Comer despacio, masticar bien la comida, saborear cada bocado, usar la mano no dominante para reducir la velocidad de la comida y otros métodos similares son solo tácticas para entrar en la verdadera zona de la alimentación consciente. El concepto de atención plena es mucho, mucho más que intentar estas tácticas de comportamiento.

La idea de la alimentación consciente se basa más en la intención y la mentalidad. Comer despacio facilita el proceso de comprensión y conexión con la alimentación consciente, especialmente en las etapas iniciales. Sin embargo, con persistencia, aprenderá que puede practicar la alimentación consciente incluso cuando no pueda comer muy despacio.

La alimentación consciente tiene como objetivo despertar la curiosidad sobre cómo y qué está comiendo. Le obliga a hacer preguntas como:

- ¿Qué me dicen mis sentidos?
- ¿Qué es este sabor?
- ¿Cuál es la textura?
- ¿Qué me dice mi cuerpo?
- ¿Cuáles son los pensamientos y emociones que surgen mientras como?

Por lo tanto, mientras que saborear cada bocado es una gran cosa que hacer, es más importante centrarse en la mente, cuerpo, espíritu, y asegurarse de que todos están en sincronía con la experiencia de comer.

Capítulo 5: La perspectiva Zen - Lo que los maestros Zen pueden enseñarle acerca de la alimentación y la atención plena

La alimentación consciente es un aspecto crítico de la experiencia de una vida saludable y pacífica. La atención plena viene de la filosofía budista que se originó en la India hace más de 2.500 años. El uso de los hábitos de comida consciente para contrarrestar la obesidad no se limita a los programas de pérdida de peso. La alimentación consciente va más allá e incluye la conexión perfecta de todos los aspectos de la vida humana de forma sana y significativa.

El concepto de atención plena se deriva de las enseñanzas espirituales de los místicos y sabios orientales, y la alimentación consciente es solo una parte de ella. El principio básico de la atención plena es no permitir que sus arrepentimientos y miedos le quiten la experiencia del momento presente. Cada minuto que pasa preocupándose por el futuro o lamentando el pasado no es más que perder ese precioso minuto de su vida.

Es una oportunidad perdida de comprometerse íntimamente con su vida. Es una oportunidad perdida de ver algo que podría haberle ayudado a cambiar su vida para mejor. Es un tiempo que se ha perdido irremediablemente, un minuto que podría haber sido una fuente de paz y alegría. Los principios budistas de la atención plena le enseñan a uno a vivir cada momento de su vida en total compromiso con sus experiencias. Para ello, su cuerpo y su mente tendrían que estar presentes "en el momento".

Este antiguo principio budista de la atención se trata de estar aquí y ahora. Practicar la vida consciente se trata de ser completamente conscientes de todo lo que está sucediendo dentro y alrededor de ti de momento en momento y observar estos acontecimientos sin ningún juicio.

Por ejemplo, si está caminando, su mente debe ser consciente de cada paso que da, cada movimiento que tiene lugar en su cuerpo, cada respiración, la presión de sus pies en el suelo, el dolor, si es que lo tiene, en cualquier parte de su cuerpo, y todo lo demás asociado con el caminar.

Estar plenamente consciente y sintonizado con cada momento le da las herramientas y oportunidades necesarias para conectar con la paz y la alegría para ver su verdadera naturaleza y cómo todo está relacionado. Usando el principio de la atención plena, el concepto de la alimentación consciente nació porque comer es un aspecto esencial de la vida humana. La alimentación consciente ayuda a terminar las aparentemente interminables luchas con la comida y el peso.

Historia de la alimentación consciente

Aunque no hay una necesidad compulsiva de conocer la historia de la atención plena para empezar a practicarla, conocer su historia le ayudará a retomar la tradición que se ha encontrado útil durante milenios. Saber que la atención plena no es un servicio poco fiable, le permite creer en su antigua autenticidad.

Una pregunta interesante en este momento es, "¿Cómo el concepto de atención plena, incluyendo la alimentación consciente, llamó la atención del mundo occidental, más aún en tiempos recientes?". Si bien es difícil señalar un momento o persona en particular de la historia como respuesta, podría tener sentido trazar el camino histórico de la atención plena desde sus orígenes religiosos-filosóficos hasta su forma científica occidentalizada en los tiempos modernos.

La atención plena se remonta a sus raíces en la India, donde la meditación era una práctica común entre los místicos y gurús y una forma de ejercitar la mente entre la gente común. La atención se practicaba en el hinduismo, el budismo y el yoga. Sin embargo, es un hecho común y coherentemente aceptado que buda, el fundador del budismo, contribuyó a popularizar el concepto entre la gente común de la India.

La atención plena en el hinduismo

El hinduismo es una antigua religión existente cuyos orígenes se cree que se remontan tan atrás en el tiempo que es difícil saber su punto de partida exacto. El hinduismo no tiene un punto de partida o un fundador. Curiosamente, la palabra "hinduismo" ni siquiera fue utilizada por la población local hasta que los británicos colonizaron el país y comenzaron a referirse a las tradiciones védicas como "hinduismo" a principios del siglo XIX.

Las primeras tradiciones conocidas de esta religión se remontan a la Civilización del Valle del Indo, que se cree que comenzó alrededor del 4000 a. C. Estas antiguas tradiciones se desarrollaron en la filosofía védica hace unos 2500 a 3000 años. Hace alrededor de 1500 a 2000 años, se desarrollaron textos hindúes que pueden ser fácilmente identificados con las prácticas hindúes de hoy en día.

La atención plena y la meditación estuvieron inextricablemente entrelazadas dentro del hinduismo durante milenios. En muchos textos religiosos sagrados del hinduismo se pueden encontrar debates sobre la importancia y la utilidad de la meditación consciente, junto con descripciones detalladas de diversas técnicas. El poder de la mente y las formas de controlarla se elaboran en detalle en varios textos yóguicos que datan de hace siglos.

La atención plena en el budismo

El budismo tiene un camino histórico más claro que el hinduismo. Fue fundado alrededor del año 400-500 a. C. por Siddhartha Gautama, quien, después de su iluminación espiritual, fue llamado buda, el iluminado. Su infancia y juventud transcurrieron en la India y Nepal y sus alrededores. Era el hijo y heredero de un prominente rey de aquellos tiempos. Sin embargo, eligió dejar su hogar y el poder imperial a la edad de treinta años en busca de la iluminación espiritual.

Considerando que era un hindú, es fácil aceptar que Buda tuvo una educación hindú. Por lo tanto, el budismo y el hinduismo comparten muchos principios filosóficos comunes. Ambos se preocupan por seguir el camino del dharma, un término difícil de traducir al español. El dharma abarca todo lo que permite y conduce a vivir en armonía con el orden universal de la naturaleza. Sin embargo, el budismo no se conecta con los escritos védicos.

Hoy en día, el budismo tiene varias ramas y sectas, algunas de las famosas son el budismo Zen, el budismo Theravada, y el budismo Mahayana. El mundo occidental se conecta fácilmente con el Dalai Lama, un monje venerado que sigue y enseña el budismo tibetano.

La conciencia está más profundamente conectada al budismo que al hinduismo. Se cree que la atención es el primer paso para alcanzar la iluminación en este mundo. Algunos expertos creen que la atención es una simple traducción del término budista "sati", que se utiliza para referirse al concepto de meditar para ser plenamente consciente y estar atento al momento presente.

La atención plena y el yoga

El yoga y la atención plena tienen mucho en común, tanto históricamente como en la forma en que se perciben en el mundo moderno. Muchas de las posturas y posiciones del yoga incorporan el concepto de atención plena. Por ejemplo, el ejercicio de exploración corporal que se practica en el yoga es muy similar al ejercicio de atención plena que se hace para aumentar la conciencia del cuerpo. De hecho, los estudios han demostrado que los practicantes de yoga tienen mayores niveles de consciencia que aquellos que no lo practican.

Los nacimientos del yoga y del hinduismo también coinciden, considerando que los orígenes de ambos son más o menos difíciles de precisar en una fecha, edad o época determinada. Curiosamente, el aumento de la popularidad de estos conceptos en el mundo occidental también coincide con el aumento de la atención. Por lo tanto, la atención plena, el yoga, el budismo y el hinduismo están interrelacionados.

Más o menos, se puede decir que la atención plena fue una práctica religioso-filosófica con raíces en la parte oriental del mundo y traída por personas concretas al mundo occidental, donde ha adoptado un modo de vida más secular y aprobado por la ciencia. Sin embargo, algunos expertos historiadores sostienen que la meditación y la atención plena no fueron practicadas solo por los seguidores de las religiones orientales, sino también por algunos occidentales, incluyendo el judaísmo, el islam y el cristianismo.

Independientemente del debate religioso y filosófico sobre la atención plena, todos los expertos coinciden en que su práctica habitual tiene el poder de transformar positivamente la vida.

Movimiento de la atención plena de Oriente a Occidente

La mayoría de los expertos coinciden en que Jon Kabat-Zinn fue el hombre responsable de traer las ideas de la atención plena de las partes orientales del mundo a Occidente. Fundó dos instituciones importantes para el concepto de atención plena, a saber:

- El Centro de atención plena de la Escuela de Medicina de la Universidad de Massachusetts.

- El Instituto Oasis para la Educación y Capacitación Profesional basada en la atención plena.

También desarrolló un programa de ocho semanas para la reducción del estrés, conocido como Reducción del estrés basada en la atención plena (Mindfulness-Based Stress Reduction. MBSR). Jon Kabat-Zinn aprendió la atención plena con muchos maestros, incluyendo a Thich Nhat Hanh, un erudito budista vietnamita muy popular e influyente y un poderoso seguidor de la atención plena. Jon Kabat-Zinn integró la atención plena basada en la filosofía oriental con los principios de la ciencia moderna para crear el MBSR, convirtiéndolo en una propuesta atractiva para el mundo occidental.

El MBSR fue una inspiración para otro programa de reducción de estrés llamado Terapia Cognitiva Basada en la atención plena (Mindfulness-Based Cognitive Therapy, MBCT) que fue diseñado para tratar los principales trastornos depresivos. Estas terapias integraron conceptos orientales de control mental con métodos científicos modernos de psicología que popularizaron la atención plena, especialmente en el mundo occidental, donde los conceptos orientales eran desconocidos y extraños.

El hecho de que un occidental haya tenido que popularizar un concepto que se ha practicado durante eones en Oriente refleja la gran diferencia en la perspectiva de la vida, basada en la educación cultural. El mundo occidental mira todo desde una perspectiva individualista. En contraste, el mundo oriental cree en la interconexión de todos los elementos, no solo en este mundo, sino en todo el universo. Las filosofías occidentales también tienen una visión lineal de la vida, mientras que el mundo oriental ve todo como cíclico. Por lo tanto, es comprensible por qué se necesitaba un occidental para integrar los dos conceptos y presentarlos de manera que el mundo occidental pudiera aceptarlos y seguirlos.

Otras personas que ayudaron a popularizar la atención plena son Jack Kornfield, Sharon Salzberg y Joseph Goldstein, que colectivamente sentaron las bases de la Sociedad de Meditación Insight (IMS) en 1975.

La atención plena y la psicología positiva

La atención plena se ha utilizado eficazmente en los campos de la psicología positiva. Tanto el MBCT como el MBSR son terapias aceptadas y populares usadas por psiquiatras y psicólogos para ayudar a los pacientes a lidiar con problemas mentales y emocionales. La atención plena también es ampliamente aceptada incluso en los ámbitos no clínicos, y un número cada vez mayor de personas en todo el mundo están aprendiendo y aprovechando el poder de su mente a través de las diversas técnicas de atención plena.

Un grupo de eminentes investigadores ha intentado, y sigue haciéndolo, combinar directamente la atención plena con la psicología positiva a través de un programa acertadamente titulado Programa de atención plena positiva. El programa combinado fue diseñado para combinar las técnicas de atención plena con la psicología positiva para mejorar el bienestar general de todos los participantes. Los resultados de este estudio mostraron ser muy prometedores, estableciendo las bases para futuros estudios para diseñar programas que combinen la psicología positiva y la atención plena.

Practicando la atención plena

La atención plena puede practicarse de varias formas. Usted podría practicar yoga con atención plena, o dedicar un tiempo todos los días para practicar la meditación de atención plena. También podría ser más consciente de sus actividades mundanas, incluyendo caminar, comer, etc.

La mejor parte de la atención plena es que se puede practicar en cualquier lugar y en todas partes. Puede ser usada para mejorar su bienestar mental y físico. Además, hay programas diseñados para dirigirse a grupos específicos de personas. Por ejemplo, los programas de atención plena están diseñados específicamente para los veteranos de guerra para ayudarles a hacer frente a los traumas de la posguerra. Los programas están diseñados específicamente para niños para ayudarles a desarrollar una personalidad madura y completa.

Cada aspecto de su vida diaria puede ser adaptado para la práctica de la atención plena. Por lo tanto, la alimentación consciente es una parte del plan general de atención plena. La atención plena tiene una rica historia entrelazada con pensamientos religiosos y filosóficos que han existido durante siglos. La parte más interesante de la atención plena es que los seguidores religiosos, y los ateos ciudadanos seculares comunes del mundo, pueden practicarla y aprovechar sus poderes.

Alimentación consciente utilizando las técnicas de los maestros Zen

Los maestros Zen enseñan a las personas a convertir una comida en una forma de meditación. Cualquier comida es un momento perfecto para practicar la meditación Zen. De acuerdo con los maestros Zen, la alimentación consciente se trata de traer la atención sobre la comida que tiene delante. Se trata de pensar en cómo se preparó la comida, saborear cada bocado por sus sabores y texturas, y mostrar gratitud a todas las personas que hicieron posible que usted se nutriera del universo.

Thich Nhat Hanh, el famoso maestro Zen, dice: "La alimentación consciente comienza con la conciencia a la hora de preparar la comida. Cuando prepara la comida con conciencia, entonces la comida resulta nutritiva y sabrosa porque ha puesto su amor, cuidado y atención plena en ella. Cuando los demás comen una comida que usted ha cocinado con atención plena y consciente, están comiendo efectivamente su amor".

Los maestros Zen enseñan a comer en un lugar tranquilo, en silencio, y con pocas o ninguna distracción. Cuando haya terminado su comida, agradezca al universo por su bondad y la comida para nutrirle y ponga sus manos juntas en humilde reconocimiento del esfuerzo de todos para traerle su comida nutritiva.

Los maestros Zen enseñan que la alimentación consciente ayuda a apreciar la poderosa fuente de la vida y ayuda a crear un fuerte vínculo entre usted y el mundo en el que vive. Este enfoque consciente le hace más consciente de su comida y su valor en cuanto a la nutrición y la alegría. A su vez, esto le ayuda a comer y disfrutar de la comida con moderación, evitando así que coma en exceso.

Capítulo 6: La lucha contra los trastornos alimenticios con la alimentación consciente

Las siguientes ilustraciones son con las que las personas con trastornos alimenticios pueden conectarse fácilmente.

Cuatro amigos, John, Mavis, Linda y Jonathan están almorzando juntos un sábado por la tarde. El ambiente del comedor es genial, lleno de colores cálidos y maravillosos aromas que flotan en el aire. La comida llega, y cada uno de los cuatro amigos llena sus platos con los deliciosos platillos servidos por su amigable camarero.

John mira la comida en su plato y toma una cuchara. En ese momento, sus pensamientos se remontan a la época en que su entrenador deportivo le dijo que se alejara de la comida insalubre y excesiva si quería seguir siendo un serio contendiente en el próximo encuentro atlético. John se lleva la comida a la boca, sin pensar. Sin embargo, sus pensamientos están en las palabras de su entrenador.

Él quiere en su mente conseguir librarse del entrenador. Lo desafortunado es que John no puede librarse de su propia carga. Tiene dos pistolas en la cabeza; una sostenida por el entrenador y la otra por él mismo. Sin embargo, no ha dejado de comer; el ejercicio se hace sin pensar. Cuando la comida termina, John no puede recordar nada de lo que ha comido. Los únicos pensamientos que le quedan en la mente son la cara de "te lo dije" del entrenador y la cara de culpabilidad y vergüenza de John.

Mavis se pone nerviosa cuando el plato de tortillas fritas con salsa se coloca en la mesa cerca de ella. No recuerda haberlo pedido. *¿Tal vez es un plato de cortesía dado por el restaurante?*... pensó, mirando su plato favorito con ojos anhelantes, la excitación nerviosa atrapando su corazón y su mente.

Su ensalada de pollo llega antes de que pueda ceder a la tentación. Sin embargo, su mente está llena de miedo de no encajar en el hermoso vestido que ordenó para la próxima audición. Mientras come, Mavis se imagina metiéndose en el vestido y mirándose al espejo para ver los terribles kilos de carne que cuelgan alrededor de su cuerpo.

La imagen en su cabeza parece tan real que la lleva a sentirse asqueada y resentida, incluso cuando ella incontroladamente come comida. Ella no es consciente de que ha alcanzado automáticamente su tercer plato de tortillas fritas y salsa... la ensalada se ha dejado casi intacta delante de ella. Cuando la comida termina, Mavis se pregunta qué comió y por qué se siente tan culpable.

Linda ordenó un filete con papas fritas a un lado. Sin embargo, cuando le preguntas qué comió después de la comida y cómo estaba la comida, lo único que dice automáticamente y sin pensar es: "¡Estuvo genial!". Eso es todo. No puede recordar las texturas o sabores.

En el momento en que el olor del filete llega a su nariz, Linda recuerda automáticamente lo que su novio le dijo, incluso cuando le dio una palmadita en sus caderas: "Reduce lo que comes, Linda. Se va a hacer cada vez más difícil rodearte con mis brazos muy pronto". Después de eso, todo en lo que puede pensar es en su novio tratando de poner sus brazos alrededor de su cuerpo obeso.

Tiene náuseas al ver la comida combinada con la rabia en su mente. Evoca las múltiples respuestas desagradables que pudo haberle dado. Pero también estaba llena de temor de que pudiera perder a su novio. Simplemente se traga su ira y picotea su comida porque se siente tan asqueada que no puede tragar ni un solo bocado.

Jonathan eligió el especial de la casa porque sonaba delicioso cuando el camarero habló de ello. Sin embargo, cuando llega el plato, todo lo que Jonathan hace es tragar enormes cucharadas de comida sin darse cuenta de lo que está comiendo. Se siente como si estuviera en una película muda, en la que puede oír el sonido de su boca, y todo el mundo habla de algo de lo que no tiene ni idea.

Su mente se concentra en las burlas que le lanzan durante sus días de escuela cuando todos le llaman "gordo vago". La humillación que sintió hace tantos años nunca se fue y está profundamente arraigada en su psique. De hecho, el miedo y la humillación eran tan grandes que incluso ahora, su cuerpo está empapado de sudor. Le preocupa que sus mejores amigos lo estén juzgando.

A cada miembro de este grupo le disgusta su cuerpo. Las chicas ven sus estómagos y caderas, y la creencia de que son mujeres feas resuena automáticamente en sus mentes. Los chicos miran sus hombros y bíceps y entran en pánico por sus experiencias pasadas, temiendo lo que les depara el futuro.

Las historias de estas personas son experiencias de cualquier persona que sufre de un desorden alimenticio. Estas personas experimentan orientaciones y sentimientos que conectan su relación con la comida, y su imagen corporal afecta su capacidad de comer saludable y felizmente. Para estas personas, comer no es una experiencia alegre; está conectado con una ansiedad excesiva.

Comprendiendo de los diferentes tipos de trastornos alimenticios

Una breve explicación de las experiencias de las personas con los trastornos alimenticios muestra que este problema va más allá de la comida y los hábitos alimenticios. Los trastornos alimenticios son condiciones complejas de salud mental que frecuentemente necesitan intervención psicológica y médica. Los trastornos alimenticios se describen en la quinta edición del *Manual Diagnóstico y Estadístico de los Trastornos Mentales de la Asociación Americana de Psiquiatría (DSM-5)*.

Se estima que, en los Estados Unidos, 10 millones de hombres y 20 millones de mujeres han tenido o están sufriendo actualmente trastornos alimentarios. En el DSM-5 se describen una serie de trastornos de la alimentación con múltiples condiciones psicológicas. El trastorno puede haber comenzado con una obsesión por la forma del cuerpo, el peso corporal o la comida.

Aunque cada uno de los diferentes tipos de trastornos alimenticios tiene una variedad de síntomas, algunos de los más obvios incluyen:

• Restricción severa de la comida.

• Atracones de comida.

• Comportamientos purgantes como el exceso de ejercicio y el vómito deliberado.

Los trastornos alimenticios pueden afectar a cualquier persona, sin importar su edad o sexo. Sin embargo, estos problemas son más frecuentes en los adolescentes y las mujeres jóvenes.

Causas de los trastornos alimenticios: Los expertos médicos e investigadores atribuyen una serie de causas a los trastornos alimenticios. Se cree que la genética es una de ellas, y un estudio realizado por Laura M Thornton y su equipo en 2013 y publicado en el sitio web del NCBI sobre gemelos separados y criados por diferentes familias y hogares, demostró que la genética podría desempeñar un papel en la causa de los trastornos de la alimentación.

Otra causa está relacionada con el rasgo de personalidad de un individuo. Por ejemplo, las personas que están obsesionadas con el perfeccionismo, neuróticas e impulsivas suelen tener un mayor riesgo de sufrir trastornos alimenticios.

Una tercera causa se atribuye a la percepción del mundo exterior. Las presiones sociales para ser una talla cero, las preferencias culturales para ser delgado y la exposición sin precedentes a los medios de comunicación que continuamente bombardea a los espectadores y suscriptores con fotos y artículos sobre la delgadez impulsan a la gente común a alcanzar sueños poco realistas.

Por lo tanto, es difícil señalar un solo factor que cause los trastornos de la alimentación. Muchos elementos contribuyen a este floreciente problema entre las personas a nivel mundial, pero especialmente en el mundo occidental. Los seis tipos más comunes de trastornos alimenticios incluyen:

Anorexia nerviosa: Este conocido trastorno alimenticio suele afectar a adultos jóvenes y adolescentes, y las mujeres tienen más probabilidades de verse afectadas que los hombres. Las personas que sufren de anorexia tienden a considerarse con sobrepeso, aunque, en realidad, estén peligrosamente por debajo de su peso.

Las personas anoréxicas también vigilan su peso continuamente, restringen gravemente el consumo de alimentos y evitan consumir ciertos tipos de alimentos. A continuación, se indican algunos de los síntomas comunes de la anorexia nerviosa, pero no todas las personas afectadas por este trastorno presentarán todos estos síntomas.

• Patrones de alimentación muy restringidos.

• Peso considerablemente inferior al de otras personas de la misma edad y altura.

• Una búsqueda implacable para permanecer delgado y no mantener un peso saludable.

• Los niveles de autoestima están altamente influenciados por su imagen corporal, su forma y su peso.

• Imagen corporal distorsionada y en la negación de su estado de bajo peso.

• Miedo inexplicablemente intenso a aumentar de peso o un esfuerzo excesivo para evitar que aumente de peso a pesar de que los expertos médicos les dicen que están por debajo de su peso y que necesitan comer mejor.

• Dificultad para comer en presencia de otras personas o en público.

• Exhibir una fuerte necesidad de controlar todo en su entorno.

• Algunas personas también tienden a tener problemas obsesivo-compulsivos. Por ejemplo, pueden acaparar comida y coleccionar recetas obsesivamente y pensar constantemente en la comida. Es como si estuvieran usando sus pensamientos para compensar la pérdida de comida real en su cuerpo.

Los individuos anoréxicos suelen ser de dos tipos. Uno de ellos tiene graves hábitos de restricción de alimentos; el otro tipo tiende a comer, a veces en forma de atracones, y luego encuentra la forma de purgar los alimentos consumidos, independientemente de la cantidad de comida que se consuma. Utilizan diversos métodos para "purgarse", entre ellos el ejercicio excesivo, el vómito y la toma de diuréticos y laxantes.

Este trastorno alimenticio puede tener efectos perjudiciales en el cuerpo, como el adelgazamiento de los huesos, la infertilidad, la fragilidad de las uñas y el cabello, y otros. Si no se resuelve durante un largo período, las personas anoréxicas pueden terminar con una insuficiencia cerebral, cardíaca o de múltiples órganos, o incluso morir.

Bulimia nerviosa: Al igual que la anorexia nerviosa, la bulimia nerviosa es otro trastorno alimenticio común y conocido que afecta a adolescentes y adultos jóvenes, siendo los hombres menos propensos a padecerlo que las mujeres. Las personas que padecen bulimia suelen comer grandes cantidades de alimentos en momentos específicos, o tener episodios de atracones. Durante estos episodios, no pueden controlar la cantidad que comen y no pueden dejar de comer. Tienden a comer tanto que se sienten dolorosamente llenos. Los atracones pueden ser cualquier tipo de comida. Sin embargo, la mayoría de los bulímicos tienden a comer en exceso los alimentos que han evitado durante los períodos sin atracones.

Después de una sesión de atracón, purgan los alimentos consumidos para compensar el atracón y a veces para aliviar el dolor en el intestino. Las opciones de purga más comunes incluyen el vómito forzado, laxantes y diuréticos, ayuno, ejercicio excesivo y enemas.

La mayoría de los síntomas son similares a los de la anorexia nerviosa. Sin embargo, las personas con bulimia tienden a mantener un peso corporal relativamente normal en comparación con las personas afectadas por la anorexia. A continuación, se presentan algunos de los síntomas de la bulimia nerviosa:

• Episodios recurrentes de atracones en los que no tienen control sobre qué y cuánto consumen.

• Episodios recurrentes de regurgitación para compensar la comida consumida con la esperanza de prevenir el aumento de peso.

• La autoestima está excesivamente influenciada por la forma del cuerpo, la imagen y el peso.

• Miedo intenso al aumento de peso a pesar de tener un peso normal.

• Algunos de los efectos secundarios de las personas que tienen bulimia incluyen:

- Glándulas salivales inflamadas

- Dolor y/o inflamación de la garganta

- Dientes cariados

- Esmalte dental desgastado

- Reflujo ácido

- Deshidratación grave

- Irritación intestinal

- Perturbaciones hormonales

En los casos graves, las personas se ven afectadas por un desequilibrio en sus niveles de electrolitos, que, si no se resuelve, podría causar ataques cardíacos o un derrame cerebral.

Trastorno por atracones: En los Estados Unidos, los atracones son uno de los trastornos alimenticios más comunes. Idealmente, se desencadena durante la adolescencia o la juventud. Sin embargo, también puede aparecer más tarde. Por lo general, los atracones consumen una cantidad irrazonablemente grande de comida en períodos cortos. Durante estos períodos, no tienen absolutamente ningún control sobre sí mismos y sus comportamientos.

Los síntomas son similares a los de la bulimia y la anorexia por atracones. Sin embargo, los comedores compulsivos no siguen los episodios de atracones con una purga. No intentan vomitar los alimentos que consumen ni hacen ejercicio en exceso, ni utilizan otros comportamientos de purga. A continuación, se describen algunos de los síntomas comunes de los atracones:

- Comer grandes cantidades de alimentos muy rápidamente y en cortos períodos sin ningún control hasta el punto de sentirse dolorosamente lleno, incluso cuando no hay hambre real.

- Una completa falta de control sobre sus comportamientos durante las sesiones de atracones.

- Sentimientos de culpa o repugnancia cada vez que recuerdan su experiencia de comer compulsivamente.

- No se permiten comportamientos de purga.

Las personas con trastornos de atracones suelen tener sobrepeso. Por lo tanto, son muy propensos a problemas de salud relacionados con el peso, incluyendo derrames cerebrales, enfermedades cardíacas, diabetes tipo 2, etc.

Trastorno de la rumiación: Se trata de un trastorno alimenticio recientemente reconocido en el que la persona afectada regurgita los alimentos consumidos, los mastica, los traga y repite todo el proceso, de forma similar a la rumia de ciertos animales. A veces, la comida regurgitada se escupe en lugar de ser ingerida.

La rumia suele ocurrir dentro de la media hora de haber comido. No es lo mismo que la regurgitación o el reflujo, porque esto lo hace voluntariamente el individuo afectado. Los bebés de entre tres y doce meses suelen tener este problema, y desaparece automáticamente. Sin embargo, los niños mayores, y los adultos, también tienen este problema, y necesitan intervención médica.

Si este problema no se resuelve, especialmente en niños y bebés, puede llevar a la pérdida de peso y a la desnutrición severa, lo que conduce a la muerte. Los adultos con este problema tienden a no comer delante de otras personas o en público, lo que resulta en una pérdida de peso poco saludable y otros problemas relacionados.

Pica: Este trastorno alimenticio hace que el individuo afectado coma sustancias no alimenticias, como suciedad, hielo, tierra, jabón, tiza, pelo, papel, lana, tela, detergente para la ropa, guijarros, etc. Algunos también comen almidón de maíz en exceso. La pica se puede observar en niños y adultos; sin embargo, es más común entre las mujeres embarazadas, los adultos mentalmente inestables y los niños.

Las personas con este trastorno alimenticio tienen un mayor riesgo de problemas intestinales, ingestión de veneno y deficiencias nutricionales. Si la persona afectada ha consumido algo tóxico, puede morir.

Un punto importante con respecto a la pica es que para que se considere un trastorno de la alimentación, el artículo que está comiendo la persona afectada no debe ser parte de sus requisitos culturales o religiosos ni considerarse normal en esa parte del mundo. Además, comer ese artículo en particular debe considerarse socialmente inaceptable.

Trastorno de la ingesta alimentaria evitable o restrictiva (ARFID, por sus siglas en inglés): Este nuevo nombre se da a un problema existente relacionado con la alimentación en bebés y niños de hasta siete años de edad. Los expertos médicos creen que, aunque el ARFID se produce durante la infancia, especialmente en la niñez, puede ser llevado a la adolescencia y a la edad adulta.

Las personas con ARFID experimentan trastornos en la alimentación, que pueden deberse a la falta de interés en la comida o al desagrado por ciertos sabores, texturas, colores, olores o temperaturas. Los síntomas comunes incluyen:

Restricción o evasión de ciertos alimentos que podrían llevar a una insuficiencia de nutrientes y calorías.

Los hábitos alimenticios interfieren con la vida normal porque estas personas tienden a no comer delante de otros o en ambientes sociales.

Desarrollo físico deficiente debido a la insuficiencia de nutrientes.

Dependencia de la alimentación por sonda y/o suplementos para compensar la ingesta insuficiente de nutrientes.

Otros trastornos alimenticios incluyen

Trastorno de purga: Las personas con este trastorno normalmente comen, no necesariamente en exceso, pero utilizan comportamientos de purga para deshacerse de los alimentos consumidos de forma poco natural para controlar el peso y la forma corporal. Las opciones de purga incluyen el uso de diuréticos y laxantes, ejercicio excesivo, vómitos forzados, etc.

Síndrome de alimentación nocturna: Las personas con este problema comen en exceso, especialmente después de despertarse por la noche.

Para reiterar, los trastornos alimentarios son condiciones de salud mental que requieren intervención médica. Si no se resuelven, los trastornos alimenticios pueden causar daños irreparables y a menudo irreversibles al individuo afectado, tanto física como mentalmente.

Más información sobre los trastornos alimenticios

Un trastorno alimenticio (TCA) es un comportamiento de adaptación que toma la forma de un trastorno. El trastorno por sí mismo puede ser fácilmente explicado lógicamente una vez que se entienden los siguientes elementos que causan o perpetúan el problema:

- La neurobiología del individuo afectado.
- Presiones socioculturales experimentadas en la vida del individuo.
- Las respuestas de autorregulación de la persona al estrés y la ansiedad.

Según la Teoría de la Autodeterminación, los trastornos alimenticios pueden definirse como un mecanismo de afrontamiento para sustituir o frustrar la naturalidad y la lógica de la persona afectada. Curiosamente y de forma extraña, los trastornos alimenticios, especialmente en las etapas iniciales, resultan muy útiles para ayudar a la persona afectada a manejar las diversas ansiedades y problemas emocionales. El propio trastorno alimenticio se convierte en el detonante del estrés cuando causa más problemas que soluciones para el individuo afectado.

Por lo tanto, una persona que sufre un trastorno alimenticio debe ser tratada rápidamente antes de que se le vaya de las manos. Necesita ayuda para manejar los problemas relacionados con sus hábitos alimenticios y encontrar mecanismos alternativos y saludables para enfrentar los problemas de su vida.

Hasta hace poco, la terapia cognitivo conductual (TCC) era el tratamiento más utilizado para los trastornos alimenticios. Gracias a la capacidad de la TCC para abordar las emociones y pensamientos que impulsan las conductas, se consideraba el estándar de oro para tratar los trastornos de la conducta alimentaria. Sin embargo, la TCC requiere una fuerte motivación para que el individuo afectado luche contra sus emociones y pensamientos. En consecuencia, la TCC por sí sola se consideró solo parcialmente eficaz para tratar los trastornos de ansiedad.

Algo llamado terapia dialéctica conductual (TDC) se utilizó como terapia complementaria junto con la TCC. Esto se debe a que la "resistencia" ofrecida a la TCC fue superada por las técnicas de TDC. La TDC utilizó la atención como concepto central de su proceso de tratamiento. Además, la TDC fue la primera terapia basada en la atención plena que intentó vencer los trastornos alimentarios.

El TDC mostró una mejoría en los hábitos alimenticios de las personas afectadas por la bulimia y los atracones que el TCC convencional. La TDC ayuda a los pacientes a comprender su resistencia al tratamiento, incluso cuando proporciona soluciones que afectan positivamente al comportamiento del paciente. Las técnicas de TDC ayudan a los pacientes a hacer frente al manejo del estrés al ofrecerles otras alternativas no alimenticias.

Otras terapias basadas en la atención plena, como la MBST y la MBCT, ambas discutidas en un capítulo anterior, y la terapia de aceptación y compromiso (ACT, pronunciado "act" no "a-c-t", del inglés Acceptance and Commitment Therapy) se utilizan para tratar los trastornos alimentarios. De hecho, se sabe que el ACT muestra respuestas positivas en personas con anorexia, un trastorno alimentario muy resistente al tratamiento. Esto se debe a que el ACT no solo se centra en las emociones y los pensamientos de la persona afectada, sino también en sus valores fundamentales.

Independientemente del tipo de terapia basada en la atención plena que se utilice, el objetivo principal de esta antigua técnica es eliminar los bloqueos relacionados con el estrés que frustran la capacidad de la persona afectada para realizar cambios positivos en su vida.

La alimentación consciente para ayudar a tratar los trastornos alimenticios

La alimentación consciente se considera actualmente una herramienta complementaria eficaz para combatir múltiples trastornos alimenticios. El desafío depende del nivel de trastorno alimenticio del individuo afectado y de su preparación para la autoexperimentación en el uso de esta técnica. Los trastornos alimenticios no son estáticos; es difícil definirlos o etiquetarlos bajo categorías particulares.

Este tipo de problemas de salud se encuentran a lo largo de un continuo de conductas. Más importante aún, hay enormes diferencias entre un extremo de este continuo y el otro extremo, a pesar de los muchos puntos en común que se encuentran en los diversos trastornos alimenticios. Por ejemplo, la anorexia es un trastorno alimenticio que es todo lo contrario de los atracones. Estas diferencias deciden el tipo y el momento en que se debe introducir la alimentación consciente en la terapia que podría ofrecer los mejores resultados para la persona afectada.

La alimentación consciente se ha prescrito como un remedio eficaz para varios trastornos alimentarios, incluidos los atracones, la alimentación emocional y otros. Un estudio financiado por los Institutos Nacionales de Salud (NIH) dirigido por Jean Kristeller, psicóloga de la Universidad Estatal de Indiana, y su equipo de la Universidad de Duke, demostró que las técnicas de alimentación consciente podrían ser útiles para tratar los atracones.

El estudio controlado aleatorio utilizó 150 personas que buscaron ayuda para los atracones y los dividió en dos grupos. A un grupo se le administró una terapia basada en la atención plena, mientras que al otro grupo se le dieron tratamientos estándar basados en la psicología. Ambas terapias dieron como resultado una disminución de los síntomas del atracón compulsivo. Sin embargo, se observó que los que estaban en terapias de atención plena luchaban mucho menos con su proceso de tratamiento y disfrutaban más de sus comidas que los que estaban en terapias estándar. Se observó que las personas que hacían meditaciones basadas en la atención plena recibían más terapias que las que no meditaban.

El estudio demostró que la alimentación consciente ayuda a las personas a discernir entre el hambre física y emocional y a tomar decisiones saludables en consecuencia. La atención plena ayudó a las personas con ese "pequeño momento" entre el impulso y la comida, de modo que pudieron abstenerse de excederse en la comida en muchas ocasiones.

Tratando los trastornos alimenticios con la alimentación consciente

El cerebro está preparado para responder al estrés y al miedo real o percibido corriendo, luchando o paralizándose. Una de las respuestas comunes de hoy en día al estrés y al miedo es recurrir a la comida, gracias a su abundante disponibilidad en cantidad y variedad. ¿Por qué las personas recurren a los alimentos para hacer frente al estrés? Simplemente porque cuando se come, el cuerpo entra en el modo de "descanso y digestión", que ayuda a calmar los nervios estresados.

Además de cada uno de sus niveles naturales de respuesta al estrés, numerosos factores del mundo moderno aumentan significativamente sus niveles de ansiedad. Estos factores incluyen:

- La implacable cultura de la dieta.

- Actitudes y perspectivas de juicio encontradas en numerosas plataformas de medios sociales.

- Chistes y debates que avergüenzan el cuerpo.

- La creencia de que cualquier tipo de ejercicio "sin dolor no hay ganancia" es inútil, y usted tiene que esforzarse más allá de sus límites para controlar su peso.

Todos los elementos anteriores constituyen una combinación implacable para la mayoría de las personas que intentan de forma poco razonable y poco realista controlar su peso mediante hábitos alimenticios muy restringidos y regímenes de ejercicio debilitantes. Extrañamente, todos estos elementos solo se suman a los niveles de estrés existentes, y desafortunadamente, los llevan a comer en exceso, que es exactamente lo que la gente se esfuerza por combatir.

La alimentación consciente ayuda a las personas con trastornos alimenticios porque las impulsa expresamente a manejar sus pensamientos y emociones negativas con respecto a la comida sin juzgarlas. El aspecto no crítico de la atención plena es crucial para el tratamiento de los trastornos alimenticios porque reduce las reacciones emocionales incontrolables y aumenta la autocompasión, impidiendo que las personas recurran a la comida para sentirse cómodas y aliviar el estrés.

La eliminación de una actitud de castigo y juicio ayuda a adoptar una autoalimentación positiva. El vínculo imaginario creado en las mentes de las personas que sufren de trastornos alimenticios entre la comodidad segura y la comida se desbloquea a través de la atención y las perspectivas no críticas. Hasta ahora, la persona afectada que no confiaba en sus instintos para discernir entre el bien y el mal recuperará el poder de la autoconfianza y la autoestima.

La alimentación consciente o el estar comprometido en el momento presente ayuda a las personas a no preocuparse por el futuro o a no lamentar el pasado. Cuando se manejan estos dos elementos negativos, el miedo y el estrés se reducen automáticamente, y la persona afectada se siente capacitada para manejar sus ansiedades de manera sensata en lugar de recurrir a la comida.

La alimentación consciente introduce una relación saludable con la comida. Esta relación saludable fomenta los sentimientos de autonomía y libertad en la elección de los alimentos, tanto en cantidad como en calidad. La alimentación consciente rompe todas las dietas y comportamientos alimenticios basados en reglas y libera a la persona de un estrés innecesario. En un estado tan libre, cualquier persona sana es inevitablemente capaz de tomar decisiones sanas también.

No hace falta decir que la alimentación consciente será difícil y desafiante, considerando muchos de los comportamientos alimenticios adaptables adoctrinados en el cerebro de la persona afectada. En consecuencia, los bucles de retroalimentación que regulan el hambre y la saciedad son casi inamovibles en el cerebro. Estos bucles de retroalimentación anulan los procesos de pensamiento de la alimentación consciente. Por lo tanto, los psicólogos tienden a combinar las técnicas de alimentación consciente con otras intervenciones terapéuticas, incluyendo correcciones de la estructura de la comida y protocolos de alimentación en el horario del paciente.

Tomemos el ejemplo de una persona que sufre de anorexia. Supongamos que se le dice a esta persona que "espere la hora de la comida" antes de comer, la situación podría agravarse aún más, ya que ya se encuentra en estado de inanición. Por otra parte, una persona con un problema de atracones podría terminar viciosamente en un ciclo de atracones y restricciones porque tiene un mecanismo de retroalimentación comprometido con respecto a la plenitud.

Típicamente, una persona con un trastorno de alimentación debe ser tratada solo bajo la supervisión de un médico entrenado y calificado. De hecho, los profesionales de la alimentación consciente y los expertos cualificados están capacitados para remitir a las personas con graves trastornos alimentarios a profesionales médicos aprobados.

Las personas capacitadas para tratar los trastornos alimenticios también deben comprender que la alimentación consciente no es una mera técnica. La atención plena encarna la conciencia abierta, compasiva y sin juicios de valor de todos los problemas de sus clientes, de modo que se puedan encontrar terapias óptimas para cada paciente, que sean únicas para los demás, incluso si los diagnósticos son similares.

Capítulo 7: La atención plena al rescate de la alimentación emocional

Los estudios demuestran que la superación de los problemas emocionales y de atracones no se puede evitar solo con hábitos alimenticios conscientes. Sin embargo, debe recordar que este antiguo concepto puede jugar un papel vital para ayudar a superar significativamente el poder de atracción de la alimentación emocional. Las poderosas verdades sobre la alimentación emocional que se tratan en este capítulo le ayudarán a comprender cómo y por qué la atención plena puede venir fácilmente en su rescate.

Primero, enfrentemos los mitos de la comida

Sí, el primer paso para aprovechar el poder de la alimentación consciente es enfrentarse a los diversos mitos que rodean la experiencia de comer, especialmente en el mundo moderno. Desafortunadamente, el mundo está lleno de malentendidos y desinformación sobre los hábitos alimenticios, dietas y otros elementos alimentarios que impiden a las personas resolver eficazmente los problemas de control de peso. Enfrente y combata estos mitos. Aquí hay algunos mitos sobre la alimentación y la verdad real que les corresponde.

- **Mito #1** – Usted no es lo que come. Las emociones en su cabeza le están comiendo.

- Verdad: La causa del problema de alimentación emocional es su cerebro.

Es una creencia común y en parte cierta que las personas comen en exceso por razones emocionales. Buscan consuelo en la comida cuando están emocionalmente angustiados. Si bien este es un aspecto que debe considerarse, hay una razón subyacente más grande y profunda para la alimentación emocional, de la que no todos son conscientes.

De acuerdo con una teoría popular en neurociencia, el cerebro tiene tres partes. Una parte se conoce como el cerebro reptil, que se considera la parte más primitiva. Controla las funciones vitales del cuerpo, como la respiración, el ritmo cardíaco, el equilibrio, la temperatura, las necesidades nutricionales, el fomento de la progenie, etc.

Esta parte del cerebro no conoce las emociones, así que cuando ve algo nuevo en el entorno, todo lo que piensa es, "¿Puedo comerlo?" o "¿Puedo aparearme con él?" o "¿Puedo matarlo?". Se cree que las emociones residen en una parte más reciente y alta del cerebro, adquirida lentamente a lo largo de milenios de evolución humana.

Por lo tanto, siempre que experimente deseos emocionales incontrolables de comer, es hora de recordarse a sí mismo que la parte más primitiva de su cerebro, es decir, el cerebro reptil, se está apoderando de las otras partes "adquiridas y más civilizadas" de su cerebro. Esta es la razón por la que le resulta extremadamente difícil superar los deseos de comer en exceso, y sus mejores planes salen directamente por la ventana.

Mito #2 - La habilidad de controlar su alimentación refleja la fuerza de su voluntad. Por lo tanto, si no puede controlar su alimentación, significa que su fuerza de voluntad es débil.

• Verdad: Hay innumerables distracciones impulsadas por la economía moderna que empujan a las personas a comer en exceso. Estas distracciones impulsadas por el sistema son tan poderosas que casi tres cuartas partes de la población estadounidense tiene sobrepeso.

La industria alimenticia gasta miles de millones de dólares anualmente, apuntando al cerebro de los reptiles para producir alimentos con alto contenido de grasa, azúcar y calorías que son casi imposibles de resistir. Por lo tanto, lo único que puede hacer con éxito es ser consciente de todo lo que está sucediendo dentro de usted y el mundo exterior. El aumento de la conciencia del mundo ayudará a construir la resistencia natural de los trucos de marketing demasiado fuertes de la industria alimentaria.

• **Mito #3** - Las directrices son más fáciles de seguir que las regulaciones estrictas.

• Verdad: Las directrices desgastan su fuerza de voluntad al forzarle continuamente a un estado de toma de decisiones. Es mejor tener reglas claras que directrices.

Tomemos uno de los ejemplos más comunes dados por dietistas y nutricionistas para cultivar hábitos alimenticios. La directriz dice algo así: "Coma nutritiva y saludablemente el 90 por ciento del tiempo y consiéntase el diez por ciento del tiempo. Cada vez que se siente atraído por el deseo de darse un capricho, está forzando el terreno de la toma de decisiones. Esta repetida confrontación con su fuerza de voluntad lo debilitará. Por lo tanto, es mejor tener reglas claras como, "Me daré el gusto solo en el almuerzo familiar del domingo". Tales reglas eliminan la necesidad de luchar con su fuerza de voluntad. Se convierte en algo que hay que seguir atentamente.

- **Mito #4** - Evite todo tipo de tentaciones alimenticias.

- Verdad: Es mejor cultivar la confianza que el miedo.

Mientras que limpiar la despensa, los armarios de la cocina y los refrigeradores de alimentos procesados es una gran idea mientras se inicia el viaje hacia la alimentación consciente, debe recordar que no siempre se puede evitar este tipo de cosas. Lenta, pero seguramente, debe practicar el arte de la alimentación consciente para que pueda comer lo que quiera, pero conscientemente. Al hacerlo, se crea la confianza para dejar de comer cuando se sienta satisfecho, y la ausencia de restricciones en la comida hace que sea más fácil seguir el tipo correcto de hábitos alimenticios.

Segundo, hágase una regla alimenticia clara

Identifique su desencadenante de alimentos más molesto que se niega a ser dominado y haga una regla simple y fácil de seguir para este problema. Por ejemplo, supongamos que le resulta difícil comer sin ver la televisión. Es un hábito profundamente arraigado que se niega a desaparecer.

Haga este pequeño ejercicio para sí mismo, impulsado por la consciencia. Durante la primera semana de su viaje de alimentación consciente, comience con la siguiente regla: "A partir de ahora, no veré la televisión durante los primeros cinco minutos de cada comida". Mantenga el temporizador durante cinco minutos después de llenar el plato, coma sentado en la mesa, y cuando el temporizador se apague, vaya y siéntese frente a la TV como antes. Tenga paciencia consigo mismo hasta que se sienta cómodo comiendo sin ver la televisión durante cinco minutos, por lo menos.

Durante la semana siguiente, aumente los cinco minutos a diez. Cuando alcance un buen nivel de comodidad, aumente la duración a quince. Pronto, antes de que lo note, se dará cuenta de la alegría de comer atentamente, centrándose en nada más que en la comida de su plato.

Esta regla puede funcionar para cualquier cosa. Otra ilustración sería dejar el tenedor entre bocados. Esta es una de las cosas más difíciles de hacer para muchas personas en el mundo moderno, donde están acostumbrados a engullir cucharadas de comida antes de tragar un bocado completamente. Recuerde que debe dejar el tenedor entre los bocados y recogerlo solo cuando haya tragado completamente el bocado anterior.

No va a ser fácil y requiere mucha práctica de alimentación consciente. Es probable que lo olvide a menudo, así que podría utilizar la ayuda de su pareja para recordárselo o mantener una alarma que suene cada minuto como recordatorio para dejar el tenedor. Puede parecer engorroso, al principio, pero esta práctica lo habituará muy rápidamente, y podrá deshacerse de la necesidad de un temporizador o un recordatorio externo para dejar el tenedor. La práctica de la atención es el elemento clave para tener éxito.

La parte más importante de la creación de reglas es que NO son definitivas. Nunca diga "nunca" o "siempre" o "para siempre" en ningún aspecto de la alimentación consciente, porque simplemente necesita mantener su corazón y su mente abiertos para aceptar y abrazar todo en su vida sin juzgar.

Cómo detener la alimentación emocional en la noche

La alimentación emocional no distingue entre la noche y el día. Así que, si ha conseguido mantener sus hábitos alimenticios diurnos bajo control, no es suficiente. Tiene que trabajar para superar los desafíos de comer en exceso por la noche también.

Uno de los últimos problemas que llaman la atención de las personas cuando se trata de la alimentación emocional es el tema de los atracones nocturnos. Lamentablemente, si ha resuelto sus hábitos alimenticios durante el día, pero continúa dándose el gusto por la noche, entonces efectivamente, su problema sigue ahí. Aquí hay algunos consejos, sugerencias y recomendaciones que le ayudarán a ser más consciente de sus hábitos alimenticios nocturnos.

Primero, identifique la razón detrás de los atracones nocturnos. Podría ser cualquiera o más de las siguientes razones:

Restringir demasiado la ingesta de alimentos durante el día: Si ha sido muy estricto con el consumo de alimentos durante el día, es muy probable que se dé el gusto por la noche porque su fuerza de voluntad está en su punto más bajo. Muchas dietas mantienen un control tan estricto sobre la ingesta de alimentos durante el día que se agota toda su reserva de fuerza de voluntad.

Así que, por la noche, no hay fuerza de voluntad para luchar contra los deseos de comer en exceso. Además, es probable que la comida esté disponible en todo momento en la casa. Comerá de forma imparable por la noche si ha sido excesivamente estricto con su ingesta de alimentos durante el día.

Falta de suficiente sueño: Irónicamente, si no se duerme bien, los atracones nocturnos aumentan. Lo contrario también es cierto, lo que significa que comer en exceso por la noche interrumpe sus patrones de sueño. Concéntrese en su sueño y asegúrese de tener los siguientes protocolos en su lugar:

• Una hora de cena normal

• Una hora normal de acostarse

• Hora fija para apagar todos los aparatos electrónicos al menos 30 minutos antes de acostarse.

No cuidarse durante el día: El exceso de ayuno durante el día puede hacer que el cerebro se recupere, obligándolo a darse un festín por la noche. De la misma manera, no cuidarse durante el día también puede tener el mismo efecto. Supongamos que ha estado bajo mucha presión durante el día, con poco o ningún descanso de los momentos estresantes de toma de decisiones, podría terminar dándose un festín por la noche.

La meditación de atención plena durante el día puede ser muy útil para reducir la ansiedad. Tómese unos minutos fuera de su rutina diaria tan a menudo como pueda y haga la meditación de atención plena usando una de las técnicas que se dan en este libro. La reducción del estrés le ayudará no solo a tomar decisiones mejores y más informadas, sino también a facilitar su capacidad de caer en un sueño reparador, lo que, a su vez, asegurará que no se quede despierto innecesariamente. Si se duerme rápido y profundamente, no se verá afectado por los antojos de comida.

Cómo manejar los antojos de comida después del trabajo

Después de un día agitado en el trabajo, una de las respuestas más naturales es parar de camino a casa para comprar una enorme hamburguesa doble para comer mientras se ve la televisión o sentarse en el coche y comer antes de ir a casa para la cena. Otro ejemplo sería recoger un gran paquete de papas fritas y sentarse frente al televisor comiendo su bocadillo hasta la hora de la cena. Estas situaciones parecen familiares, ¿verdad? Es típico de los atracones después de su día de trabajo, con la esperanza de relajarse y estresarse.

Idealmente, la forma de enfrentar este problema es bastante similar a como se manejaría con problemas de atracones nocturnos. Además de asegurarse de no restringir demasiado la ingesta de alimentos en su lugar de trabajo y de cuidarse a sí mismo controlando el estrés de manera eficaz, también puede utilizar los siguientes consejos para ayudarle a evitar los atracones después del trabajo:

Prepare una comida decente para la noche antes de salir de casa por la mañana. Si el plato se puede guardar en el coche, déjelo allí para que pueda comer al final del día después del trabajo. Si no, lléveselo y déjelo en la nevera de la oficina para cuando termine de trabajar. Este enfoque le asegurará que no esté satisfaciendo sus antojos de comida, ya que se está evitando comprar algo no saludable de una hamburguesería.

Otro consejo es usar una ruta alternativa de regreso a casa, una que no tenga una hamburguesa o algún lugar de comida rápida en el camino. Tome la nueva ruta durante un mes hasta que su mente se acostumbre a no detenerse en ningún lugar para comer un bocado poco saludable. Sin embargo, incluso después de un mes, cuide su hábito y tenga en cuenta que cuando vea el establecimiento, ahora que está usando la ruta antigua, reconozca su presencia y siga adelante porque ya ha terminado de comer la comida que se había empacado por la mañana.

Cómo manejar los antojos de dulces

De nuevo, son las conversaciones que su mente está teniendo con usted. ¿Cuáles son sus pensamientos? Aquí hay un ejemplo. Supongamos que se ha dado una regla que dice que solo comerá un dulce al día y se tomará al menos veinte minutos para comerlo. Ahora, la parte reptil del cerebro, diseñada para la supervivencia, buscará lagunas en la regla. Los siguientes son los pensamientos que su cerebro de reptil es posible que tenga:

• "Sé que no puedo comer más de un dulce al día. Sin embargo, la miel no puede ser definida como dulce, y, por lo tanto, puedo comer este plato dulce porque está hecho con miel y no se le ha añadido azúcar".

• "Añadir montones de salsa de tomate sobre las patatas fritas no es parte de la regla de los dulces".

• "Las magdalenas técnicamente no son un plato dulce, porque se le añade muy poca azúcar y se hornea, y, por lo tanto, es bueno para mi salud".

Recuerde, no puede evitar que estos pensamientos lleguen a su mente. El truco de las reglas de la alimentación consciente es abrazar estos pensamientos y enfrentarlos sin pretender que no existen o, peor aún, tratar de suprimirlos. Cuanto más los suprima, más fuertes se harán, lo que, a su vez, le llevará a romper sus reglas más rápido que aceptando y reconociendo los pensamientos.

Estar atento no significa luchar contra los antojos. Significa aceptarlos para que su cerebro no sienta que está haciendo algo en contra de sus deseos y necesidades naturales. Estar atento significa permitir que los antojos y sus efectos bañen su cuerpo y su mente sin responder comiendo un dulce.

No comer dulces en respuesta al anhelo va a tomar tiempo. Sin embargo, la conciencia le ayudará a usted y a su cuerpo a construir una resistencia natural a los antojos de forma lenta, pero segura.

Cómo manejar los antojos cuando se está estresado

Cuando está estresado, el cerebro reptil tiene más control que las partes de razonamiento adquiridas del cerebro. Irónicamente, las personas están diseñadas para manejar el estrés con la comida porque, después del episodio de comida y la sensación de hinchazón resultante, tienden a ponerse más ansiosos. Sin embargo, así es como parece que han evolucionado las personas, es decir, utilizando la comida para superar el estrés, lo que no hace más que aumentar la ansiedad.

Debe tener en cuenta que, si está estresado por seis problemas en su vida actual y utiliza la comida en exceso para ayudar a superar ese estrés, tendrá siete problemas a los que enfrentarse. Recuerde gentilmente que comer en exceso aumenta el estrés, simplemente no puede resolverlo.

La atención plena consiste en tomar el control del momento presente, el instante que está experimentando ahora mismo. Ahora es el único momento en el que puedes controlar el uso de sus manos y boca para comer o no comer. Ahora es el único momento en que puede masticar la comida. Sea consciente de esta poderosa verdad y utilice el momento presente para su ventaja en lugar de dañar su cuerpo y mente a través de comer en exceso y de la alimentación emocional.

Capítulo 8: Enfoque de siete pasos para la alimentación consciente

Este capítulo está dedicado a darle un enfoque paso a paso para contrarrestar los atracones, el exceso de comida, las estrategias de autodisciplina, las técnicas de meditación, las simples rutinas diarias de cinco minutos para incorporar la alimentación consciente en su vida, y más.

Muchas técnicas interesantes forman parte de la alimentación consciente. Tangiblemente, los pasos de la alimentación consciente comienzan en la compra de comestibles. La comida ya ha pasado por varias etapas, desde su origen hasta los estantes del supermercado. Sin embargo, deberá comenzar con la comida consciente y la compra de alimentos.

1.   Cómo comprar conscientemente

Aprenda a comprar inteligentemente. Evite ir a comprar alimentos cuando tenga hambre. Los retortijones de hambre pueden conducirle a elegir todos los alimentos equivocados, especialmente las comidas rápidas porque su mente considera que estos artículos tienen el poder de saciar sus antojos inmediatamente. Evite comprar artículos congelados. Limítese a las áreas de alimentos frescos. Deshágase de todos los alimentos procesados de su casa. Aquí hay algunas recomendaciones que le ayudarán a hacer sus compras conscientemente:

No se salga del perímetro del supermercado. La mayoría de los supermercados tienen una distribución más o menos similar. Los productos, los alimentos frescos, incluyendo frutas y verduras, lácteos y carnes, productos horneados y alimentos procesados, suelen estar dispuestos de la misma manera en casi todos los supermercados y tiendas de comestibles.

El perímetro del supermercado es típicamente para productos y alimentos frescos con una vida útil más corta. El centro del mercado suele ser para alimentos procesados, considerando su mayor vida útil, gracias a los conservantes añadidos. Por lo tanto, cuando se adhiere conscientemente al perímetro, las posibilidades de comprar alimentos procesados son limitadas, y es probable que solo compre ingredientes saludables.

Utilice una cesta de mano en lugar de un carrito de la compra: Este enfoque es similar a comer en un plato pequeño en lugar de uno grande, un punto que se discute en el capítulo que trata sobre la alimentación consciente frente a la alimentación inconsciente. Cuando vea un carrito de la compra medio lleno, que en realidad es suficiente desde una perspectiva práctica, es probable que su mente se sienta insatisfecha, lo que le llevará a tomar más de lo que necesita.

Por otro lado, cuando ve su cesta llena, su mente y su corazón se sentirán saciados con su experiencia de compra, y es probable que compre solo lo esencial. Utilice una cesta de mano para las compras, ya que es una forma eficaz de tener en cuenta su experiencia de compra.

Aprenda a leer las etiquetas de los alimentos: Una de las mejores maneras de asegurarse de que escoge los alimentos correctos es aprender a leer las etiquetas. Tenga en cuenta la composición del artículo que ha elegido. Observe el tamaño de la ración recomendada y el recuento de calorías que contiene; tenga en cuenta que, a veces, el recuento de calorías puede darse por una cantidad menor que el tamaño de la ración recomendada, y tendrá que hacer algo de ejercicio. También, mire los aditivos y conservantes añadidos, etc.

Hay que tener especial cuidado cuando se compran salsas, mezclas de masala, etc. Muchos de estos artículos tienen conservantes y un alto contenido de azúcar y sal para hacerlos sabrosos de chuparse los dedos.

Una vez más, tiene sentido reiterar que la compra consciente no significa que no debe coger el artículo que ha elegido. Solo es importante ser consciente de lo que está comprando. El truco es que cuando la mente humana es consciente de lo que está haciendo, es más probable que elija la opción más saludable de forma natural. La compra consciente típicamente le da a su mente una pausa para hacer un balance de todo antes de hacer una elección informada.

Limítese a comprar alimentos verdaderos: Cuando lea la etiqueta de los ingredientes, si hay algo que no puede entender o el nombre es complejo, no es algo que se encuentre a menudo, es mejor evitar comprarlo hasta que haya investigado un poco. Limítese a los alimentos que sabe que son buenos para usted. Los ingredientes habituales incluyen legumbres, cereales, carnes, frutas y verduras, etc. En la etiqueta, si encuentra conservantes y colorantes de alimentos, simplemente vuelva a poner el artículo en el estante.

2. Técnicas fáciles de seguir para dejar los atracones de comida

No salte o evite comer cuando sienta hambre: En el momento en que se restringe a comer cuando quiere, se activa la señal de estrés en su cerebro. Si siente ganas de comer, tenga en cuenta la emoción que lo acompaña. Haga una pausa para asegurarse de que tiene hambre de verdad, y si cree que es hambre de verdad, adelante y coma con atención. Las restricciones son la causa principal de los antojos. Así que, evite las restricciones; en su lugar, acepte la atención plena.

Sea amable y compasivo consigo mismo: Típicamente, después de una sesión de atracones, es probable que se sienta avergonzado de su comportamiento. Esta actitud simplemente le lleva a otra sesión de atracones porque, en la etapa no tratada, sabe que solo recurre a la comida para sentirse mejor. Por lo tanto, para empezar, deje de sentirse culpable. En su lugar, trátese con compasión y amabilidad. Si su mejor amigo comete un error, ¿se comportaría duramente con él? Utilice ese mismo comportamiento hacia usted también.

Las emociones negativas y las actitudes autocríticas también le impiden comprender la causa de su atracón. Abrace la atención plena, y es probable que identifique la razón de sus problemas.

Limpie su cocina y refrigerador de todos los alimentos de los atracones: Aunque este paso puede no ser una gran manera de detener sus hábitos de atracones por completo, puede ser un gran comienzo. Le ayuda a crear hábitos alimenticios intuitivos de forma lenta, pero segura, especialmente en lo que respecta a sus atracones favoritos.

Por ejemplo, si se siente inseguro con el helado, asegúrese de que su casa no tenga existencias del mismo. Es un comportamiento de apoyo perfecto y no una debilidad. Reconocer su problema es el primer paso para superarlo.

Eliminar las tentaciones le ayuda a tomar el control de sus deseos innecesarios de manera más efectiva. Sería imprudente guardar numerosos paquetes de papas fritas en el gabinete de la cocina cuando sabe que las ama y tiene un problema de atracones que conquistar. Es como darle a un ladrón la llave de su caja fuerte, incluso cuando no tiene un arma en su cabeza.

Asegúrese de que su comida tenga todos los nutrientes necesarios: Una vez más, la atención será útil en este caso. Antes de empezar a comer, mire su plato y asegúrese de que todos los nutrientes principales están incluidos en su comida. Asegúrese de que está recibiendo cantidades suficientes de carbohidratos, proteínas, grasas, vitaminas y minerales.

A menudo, el cuerpo utiliza los atracones como indicador de insuficiencia de nutrientes. Aquí hay algunos ejemplos:

- Si su cuerpo está deshidratado o carece de vitamina C, puede tener un antojo de dulces.

- Un antojo de alimentos con alto contenido en sal podría indicar la insuficiencia de electrolitos como el potasio, el sodio, el zinc o el magnesio.

- Si la vitamina B12 o el hierro están en niveles bajos, puede sentir una abrumadora sensación de baja energía acompañada de deseos de comer compulsivamente.

Por lo tanto, asegúrese de que está recibiendo cantidades suficientes de todos los macro y micronutrientes esenciales que necesita su cuerpo.

No se exceda en el ejercicio de alta intensidad: Es común ver a personas con problemas de atracones realizando ejercicios de alta intensidad para contrarrestar sus sentimientos de culpa. Muchas personas también tienden a aumentar sus niveles de ejercicio con la esperanza de prepararse para una sesión de atracones sin culpa.

Este enfoque puede ser muy contraproducente porque ninguna cantidad de ejercicio a nivel humano puede compensar el recuento de calorías que se obtiene con los atracones. Es probable que se sienta más enojado y decepcionado consigo mismo por no poder cumplir con expectativas poco realistas, lo que solo lo llevará a comer más nuevamente. Lo mejor es atenerse a los ejercicios de baja intensidad como caminar, yoga o subir escaleras.

Utilice la atención plena para prestar atención a sus pensamientos, emociones, y lo que su corazón y su mente están tratando de decirle. La alimentación consciente es una excelente forma de entender las señales de su cuerpo, que podrá medir con precisión en relación con la sensación de hambre real o el hambre emocional causada por el estrés.

Pregúntese si se siente hambriento, enfadado, solo o cansado - use el acrónimo "HESC". Cuando conozca la razón detrás de su deseo de comer, estará mejor preparado para sus episodios de atracones y encontrará maneras de no ceder ante ellos.

3. Estrategias de autodisciplina para dejar de comer en exceso

Lo primero y más importante de la autodisciplina es decirse a sí mismo que no hay que esperar a un momento propicio o adecuado para empezar. A menudo, las personas utilizan esta excusa para posponer este aspecto porque la autodisciplina crea muchas emociones y pensamientos desconocidos, gracias a la necesidad de hacer cosas que normalmente no se hacen. Por lo tanto, comience con algo pequeño, pero de inmediato. El éxito de las pequeñas ideas le motivará a esforzarse más. Ser consciente también significa aceptar las cosas desconocidas. Estas efectivas estrategias de autodisciplina le ayudarán a vencer las tendencias y hábitos de comer en exceso.

Reduzca el estrés: Su cuerpo, mente y espíritu deben saber que su vida no es una carrera continua que hay que ganar. La vida debe ser experimentada con alegría, siendo consciente de cada momento que vive. Los estudios han demostrado que solo cinco minutos de meditación de atención plena dos veces al día pueden ayudar en los siguientes dos elementos críticos relacionados con el estrés:

- Calma su sistema nervioso.
- Reduce los niveles de cortisol, la hormona del estrés.

Utilice este sencillo ejercicio de atención plena cada vez que se sienta estresado. Cuando inhale, repita en su mente, "Yo estoy", y cuando exhale, repita la frase, "En paz". Hágalo durante unas diez respiraciones.

Asegúrese de que su nivel de azúcar en la sangre esté equilibrado: Un nivel de azúcar en la sangre desequilibrado puede crear antojos de comida. Cuando los niveles de azúcar están desequilibrados en su cuerpo, se va a una montaña rusa de altos y bajos. Cuando los niveles de azúcar son bajos, el cerebro piensa que el cuerpo está en estado de emergencia y hace que coma en exceso.

Duerma bien: La falta de sueño suficiente lleva a su cuerpo al modo de estrés, lo que, a su vez, es un perfecto desencadenante para comer en exceso. Asegúrese de tener unas siete u ocho horas de sueño reparador.

Por último, las personas suelen recurrir a la comida y a comer en exceso por diversas razones, como el aburrimiento, la soledad, la tristeza o el vacío. Encuentre maneras de llenar su corazón y su mente con actividades y trabajos que lo mantengan feliz y satisfecho. Entonces es poco probable que su estómago le moleste con los desencadenantes del hambre emocional. Cuide su salud mental y emocional tanto como su salud física para evitar caer en las trampas del exceso de comida que acechan en su cerebro.

## 4.	Técnicas de atención plena para mejorar la experiencia de comer

Recuerde estos importantes consejos cuando se alimente, especialmente en las etapas iniciales de su viaje de alimentación consciente. Usarlos le ayudará a acostumbrarse a la alimentación consciente.

Dele tiempo a su cuerpo para que se ponga al día con su cerebro: Ralentizar la velocidad de la comida es uno de los primeros y más fáciles pasos para construir una actitud de atención plena en sus hábitos alimenticios. Cuando usted come lentamente, su cuerpo tiene suficiente tiempo para recibir y descifrar las señales de plenitud y saciedad enviadas por el cerebro, que, a su vez, le ayudarán a dejar de comer.

El cuerpo necesita unos veinte minutos para entender que se siente lleno. No saber esto y comer rápidamente resultará en comer más de lo necesario. La desaceleración le da a su estómago el tiempo necesario para conectarse con las señales del cerebro. Aquí hay dos técnicas simples y efectivas de la "abuela" para desacelerar su proceso de alimentación:

- Mastique cada bocado.

- Ponga el tenedor y la cuchara en el plato entre bocados.

Convierta su cocina en un lugar de atención plena: A menudo, la fuente de la comida sin sentido está en la cocina. Las personas rebuscan en los armarios en busca de cosas y se meten en la boca algo comestible sin pensar, comiendo en momentos y lugares al azar y haciendo todo lo posible para comer sin pensar. La forma de salir de esto es hacer de toda la cocina un lugar de atención.

Despejarlo y organizar todas las cosas de una manera organizada. Cuando abre un armario, debe saber exactamente lo que está buscando. Para conseguir este nivel de conexión con su cocina, debe practicar "vivir" en ella diariamente. Tome un gabinete a la vez, despeje el desorden, y asegúrese de que todas las cosas en él están organizadas. Puede deshacerse de los bocadillos procesados y otros alimentos no saludables que pueda encontrar al mismo tiempo.

Practique el hábito de comer en la mesa para todas sus comidas. No sujete su plato, no se quede parado ni se siente en el sofá frente al televisor o la computadora. Deje que su comida sea la única tarea que haga mientras come. Planifique y cocine sus comidas con antelación para evitar cocinar impulsivamente algo poco saludable.

Preste atención a sus motivaciones: Lo ideal es que a todos les guste comer alimentos que sean tanto nutricionalmente saludables como también emocionalmente y con buen gusto. Sin embargo, considerando las opciones que tiene, esto podría ser un equilibrio difícil de mantener. Pregúntese en cada bocado si la comida es nutricionalmente sana o emocionalmente satisfactoria o ambas cosas.

Por supuesto, debe recordarse que las respuestas a estas preguntas no son para avergonzarse, sino para hacer un seguimiento de lo que se consume conscientemente.

Conéctese profundamente con la comida que come: A menos que sea un granjero o un ganadero, es muy probable que se haya desconectado de los orígenes de la comida de su plato. No se puede evitar, considerando la multitud de capas que entran en el proceso desde el cultivo o la cría hasta el plato final.

Sin embargo, ahora es el momento de corregir ese error. Mientras coma, haga una pausa para considerar y dar gracias a todas las personas que han hecho posible que la comida llegue desde sus orígenes a su plato. Aquí hay un ejemplo de arroz o cualquier otro cereal que consuma:

- Los agricultores que plantaron y cosecharon el cereal.

- El comerciante que hizo posible el transporte del cereal al mercado mayorista.

- Los empacadores que empacaron el cereal en pequeños paquetes fáciles de mover.

- El minorista que compró al mayorista y lo almacenó en los estantes del supermercado.

- Todos los conductores intermedios que transportaban la comida de un lugar a otro.

- Usted o el ser querido que cocinó la comida.

Esto es solo un pequeño resumen. Hay mucha más gente involucrada en este gigantesco proceso de llevar la comida desde sus orígenes hasta su plato. Cada vez que coma un bocado de comida, recuerde a estas personas y agradézcales. Esta es la forma en que puede reconectarse con su comida a un nivel profundo.

Concéntrese solo en su plato: Incluso a costa de repetir este punto una vez más, es imperativo hacerlo en esta etapa. Cuando coma, no haga varias tareas a la vez. Comer y hacer otra actividad seguramente distraerá a su cuerpo y mente de la conexión con respecto a la plenitud y la saciedad. La distracción de la comida hace que sea muy difícil escuchar las señales de su cuerpo.

Por lo tanto, termina limpiando su plato, pero no recuerda lo que comió, cómo sabía, cuál era su textura, y cuánto comió ¡Nada se registra en su cerebro! Concéntrese en su plato solo mientras come y dese unos veinte minutos para cada comida para que su cuerpo y su mente estén saciados, dejándole feliz y satisfecho.

Conviértase en crítico gastronómico: Si se viera obligado a escribir en detalle sobre la comida que come, ¿cómo lo haría? Como un crítico gastronómico, ¿verdad? Entonces, conviértase en uno en cada comida. Coma lentamente, identifique y etiquete los sabores y texturas, preste atención a sus sensaciones corporales, y haga todo lo que un crítico gastronómico hará para asegurarse de que cada detalle sea capturado en su descripción del plato.

5.   Pasos para adoptar la alimentación consciente

Coma despacio, asegurándose de masticar bien cada bocado antes de tragarlo. Un resultado importante de comer despacio es saborear cada bocado de la comida con atención.

Tome notas mientras come. Trate su comida como un ejercicio de degustación de vinos. A medida que coma su bien, discierna los diferentes sabores, texturas, y sabores en su boca, identifíquelos y etiquételos, y anótelos en un cuaderno. Cuando come así, se ve obligado a notar cada sutil textura y sabor de la comida que está consumiendo. Estas observaciones deben ser sin prejuicios, independientemente de lo que le guste o no.

No ponga atención y elimine todas las distracciones cuando esté comiendo. No lea, vea la televisión, o haga cualquier otra cosa excepto comer. Intente comer en silencio, lo que puede ser un gran desafío cuando se come en grupo.

Sintonice sus sentidos mientras come. Preste atención a cada sensación de la experiencia de comer, incluyendo:

• Los utensilios que acompañan a la comida.

• El color y la presentación de la comida.

- Los diversos olores que emanan de los platos.

- Las reacciones de su cuerpo.

6. Técnicas de meditación de atención plena para superar la alimentación emocional

Las técnicas de meditación son fáciles de aprender, pero difíciles de dominar. Lo bueno de la meditación de atención plena es que no tiene que ser un maestro para aprovechar sus beneficios. Si puede dedicar solo unos pocos minutos cada día e incluso hacer un esfuerzo para realizar la meditación de atención plena, es probable que aproveche sus muchos beneficios. Así que, es hora de empezar.

Primero, encuentre un lugar tranquilo y sin perturbaciones y siéntese cómodamente. Es mejor cerrar los ojos mientras medita. Comience simplemente observando su respiración. Preste atención a la forma en que el aire entra por sus fosas nasales al inhalar y la forma en que sale al exhalar. Observe cómo sus pulmones se llenan de aire cuando inhala y se vacían cuando exhala. A continuación, observe cómo está su cuerpo mientras respira. ¿Siente frío, calor, acaloramiento, tensión o cualquier otra cosa? No juzgue ningún aspecto de su observación; simplemente preste atención.

El segundo paso es observar sus pensamientos mientras pasan por su mente sin juzgarlos. Por ejemplo, si piensa que su amigo no le devolvió la llamada ayer, no lo juzgue como si tuviera razón o no. Simplemente observe el pensamiento que pasó por su mente.

El tercer paso se centra en sus emociones. ¿Qué es lo que está sintiendo? Si está enojado, acepte la ira sin reaccionar a ella, pero no la suprima. Simplemente permita que su ira alcance un pico y luego se desvanezca en la nada. No etiquete su enojo como bueno o malo. Solo observa la emoción.

Puede notar los cambios que ocurren en su cuerpo debido a la ira. ¿Están sus mejillas inflamadas? ¿Está golpeando con el puño las palmas de sus manos? ¿Está subiendo su ritmo cardíaco? ¿Cuáles son los impulsos que está experimentando? Todos estos elementos son solo para observación. Ninguna de sus observaciones debe ser juzgada.

El cuarto paso se centra en los sonidos externos, incluyendo los ladridos de los perros, un coche que pasa por la calle, alguien hablando o cualquier otra cosa. Inicialmente, haga este ejercicio durante unos cinco minutos cada día. Lentamente puede aumentar la duración en cinco minutos más hasta que pueda sentarse cómodamente y meditar atentamente durante unos veinticinco minutos de corrido.

La práctica de esta meditación hace maravillas para crear hábitos alimenticios conscientes. A medida que aprenda a concentrarse en su respiración, pensamientos, emociones y sonidos externos, su capacidad para concentrarse en su comida, la comida en su plato, sus colores, texturas y sabores, y todo lo demás, mejorará con cada día que pase. A medida que persista, descubrirá que está aprovechando automáticamente los poderes de la alimentación consciente.

7.   Empezar de a poco en el ámbito de la alimentación consciente

Hacer un cambio de paradigma en su mentalidad será un desafío. En este sentido, no espere nada menos. Sin embargo, con un poco de determinación y paciencia, especialmente consigo mismo, es posible lograr el éxito y aprovechar los beneficios de la alimentación consciente. Un elemento crucial en el viaje hacia cualquier cambio es comenzar en pequeño. Dé pasos de bebé y aumente lentamente la intensidad y la frecuencia de sus hábitos. Aquí hay algunos ejemplos de pasos de bebé para empezar:

La próxima vez que beba café o té, recuerde tomar los primeros tres o cuatro sorbos de forma consciente. Concentre toda su atención en la experiencia de tomar su bebida favorita.

Si su hábito es leer y comer o ver la televisión y comer o cualquier otra cosa, inicialmente, trate de alternar las dos actividades. Por ejemplo, lea una página sin comer un bocado. Luego deje su libro, tome un bocado de su comida, y coma ese bocado con cuidado antes de volver a tomar su libro. Repita esto para una comida del día.

Una vez a la semana, en una comida familiar, pida a todos en la mesa que coman en silencio durante los primeros cinco minutos. Pídales que piensen en cuántas personas y elementos estuvieron involucrados en llevar la comida a la mesa, desde plantar las semillas hasta cocinar la comida y poner la mesa.

Intente comer una comida a la semana solo y en silencio. Puede elegir un lugar donde no se le moleste. Por ejemplo, puede llevar su comida a su coche y sentarse dentro y comer en silencio, solo.

Llene su plato con una comida de tamaño normal. Ponga el cronómetro en 20 minutos. Siéntese en la mesa y coma lo que haya en su plato hasta que suene el temporizador. Evite ir por un segundo a ayudar en los veinte minutos.

A continuación, se ofrecen más consejos para mejorar la duración de su comida mientras da sus primeros pasos:

• Coma con su mano no dominante. Por ejemplo, si es una persona diestra, use su mano izquierda para comer, y viceversa.

• Intente comer con palillos si no está acostumbrado a usarlos.

• Mastique bien su comida. La regla general es masticar un bocado de comida veinte veces antes de levantar el tenedor o la cuchara para tomar el siguiente bocado del plato.

• Antes de abrir el refrigerador o el armario de la cocina en busca de algo para comer, pregúntese: "¿Tengo mucha hambre?". Intente beber agua porque la sed puede manifestarse como hambre. Salga a dar un paseo o lea un libro durante al menos treinta minutos. Si todavía está deseando comer, vaya y sírvase usted mismo.

Por último, es hora de reiterar que estos pasos son solo para ayudarle a empezar con el concepto de la alimentación consciente. Sin embargo, la atención plena, incluida la alimentación consciente, abarca mucho más que estos pasos fáciles de seguir. Por lo tanto, utilice los enfoques mencionados en este capítulo, pero en cada etapa, recuerde que está dando algunos pasos hacia algo más grande que lo que está haciendo actualmente.

Capítulo 9: Diecisiete historias de éxito sobre la alimentación consciente de celebridades

Las personas más exitosas del mundo, hace tiempo, no eran diferentes de la gente común. Tienen las mismas veinticuatro horas del día. Respiran el mismo aire. Comen la misma comida. Entonces, ¿Qué es exactamente lo que separa a estos triunfadores del mundo de los demás? ¿Es la suerte, los ingresos heredados, las buenas ideas o el simple trabajo duro?

Durante las entrevistas con estos ídolos, se entiende una cosa. A diferencia de la gente común, los triunfadores no se dejan controlar por sus mentes, sino que las controlan. Su mente puede ser un dictador despiadado o un fiel servidor. Depende de cómo lo mires y cómo lo manejes.

Nikola Tesla dijo una vez que es importante tener una mente pacífica porque es cuando nacen las grandes ideas. Por otro lado, una mente ansiosa y negativa nubla su imaginación y limita su forma de trabajar.

La meditación ha demostrado ser un simple ejercicio para ganar control sobre la mente. Toda persona exitosa allá afuera ha hecho de la meditación una práctica obligatoria en su rutina diaria. Este artículo enumera algunas celebridades que dan mucho de su éxito a la meditación diaria.

Richard Gere

"La meditación es una realidad mucho más sustancial que la que normalmente tomamos como realidad". - Richard Gere.

El renombrado y respetado actor Richard Gere es un budista famoso que reconoce la importancia de la meditación diaria para el éxito. Empezó a meditar a los veinte años cuando empezó a cuestionarse el propósito de la vida. Durante la primera parte de su vida adulta, como mucha gente a esa edad, Gere era infeliz porque todavía buscaba el propósito de su vida.

En una entrevista, dijo que estaba tan molesto por las preguntas de la vida que se sintió empujado al borde de la cordura. Se encontró con escritos del budismo tibetano durante esta época de búsqueda de sí mismo y se enganchó. Empezó a vivir la vida de la atención plena practicándola diariamente. Después de sumergirse en la meditación Zen, se encontró con el Dalai Lama en la India, que ha sido el gurú de la meditación de Gere desde entonces.

Miranda Kerr

"Me gusta orar, y me gusta meditar. Hacer tres minutos de oración y cinco de meditación dos veces al día pone el tono, como una flecha para que le des a tu objetivo". - Miranda Kerr

Cuando el nombre de Miranda Kerr aparece en una conversación, la gente solo escucha a la supermodelo, actriz, empresaria, autora y muchas más etiquetas. Kerr se ha dedicado al yoga y la meditación durante un largo período de su vida. Dado su gran éxito, la gente se pregunta si hay una forma específica de meditar. Su respuesta es: "Hago una simple meditación de cinco minutos antes y después de dormir".

Su declaración lógica, "Ser feliz es una elección consciente", refleja sus pensamientos sobre la vida. Elige ser feliz porque ha aprendido a ser consciente de sus elecciones. En cualquier situación, eligió la felicidad por encima de cualquier otra cosa.

Hugh Jackman

"En la meditación, puedo dejarlo todo. No soy Hugh Jackman. No soy papá. No soy un marido. Solo me sumerjo en esa poderosa fuente que lo crea todo. Me doy un pequeño baño en ella". - Hugh Jackman.

Hugh Jackman, alias Wolverine (Guepardo), es un fuerte creyente en la meditación y ha admitido abiertamente que ha cambiado su vida. Su meditación le ha ayudado en muchas áreas de su vida personal y profesional. Afirma que le ha ayudado a lidiar con la inquietud y el estrés y le ha ayudado a tomar mejores decisiones mientras rodaba sus películas. No es de extrañar que parezca un joven, incluso a los 51 años.

En múltiples entrevistas, ha mencionado que la meditación de la atención plena le ha ayudado a calmar los miedos, a tomar decisiones informadas en su vida, incluyendo las relacionadas con la comida, y a darse cuenta de que el miedo era el combustible de la mente. Aprendió a través de la atención plena que la preocupación lo llevó a todos los resultados erróneos. Aprovechó y sigue aprovechando el poder de la meditación de la atención plena para calmar su "mente de mono", que salta de un pensamiento a otro sin pensar.

Jennifer Aniston

"Veinte minutos, ¡solo notas la diferencia! Cuando me pongo perezosa y no me involucro, puedo sentir la diferencia en el día. Así que trato de meditar a primera hora cuando me despierto". - Jennifer Aniston.

A pesar de tener unos cincuenta años, Jennifer Aniston sigue pareciendo tan joven como Rachel Green de Friends, que terminó hace casi quince años. La respuesta está en su práctica regular de meditación. Inicialmente, las personas encuentran difícil meditar durante veinte minutos seguidos, como lo hizo Jen. Ella medita conscientemente solo dos minutos al día y poco a poco se metió en ello. Afirma que incluso esos dos cortos minutos de meditación consciente pueden cambiar la forma en que transcurre todo el día.

Ella es el ejemplo perfecto de empezar en pequeño y luego, lenta, pero seguramente, abrazar el poder de la atención en su vida para que se convierta en una parte inseparable de usted.

Angelina Jolie

"Encuentro la meditación en sentarme en el suelo con mis hijos, colorear durante una hora o ir al trampolín. Haces algo que te gusta y que te hace feliz, y esa es tu meditación". - Angelina Jolie.

La práctica de meditación de Jolie parece muy diferente de la práctica de meditación tradicional. Pasar tiempo con sus hijos y perder la noción del tiempo es su idea de la meditación, y la mayoría de los padres estarían de acuerdo con ella. Después de todo, la meditación se trata de perderse en el momento y darle un descanso a la mente.

Clint Eastwood

"Lo he estado usando durante casi 40 años y creo que es una gran herramienta para que cualquiera la tenga, para poder utilizarla como una herramienta para el estrés. El estrés, por supuesto, viene con casi todos los negocios". - Clint Eastwood.

El respetado actor Clint Eastwood apoya la meditación con cada célula de su cuerpo. Ha estado meditando durante los últimos cuarenta años y contando. Dice que no tiene que preocuparse por el tipo de meditación que hagas. Simplemente pase tiempo con sus pensamientos y tómelos en cuenta. También cree que la meditación le ayuda a mejorar su autoconfianza y autosuficiencia.

Sir Paul McCartney

"Creo que siempre es muy bueno tener una especie de momento de quietud en tu día. Siempre que tengo una oportunidad en una agenda ocupada, lo hago, si no me precipito a salir por la puerta con alguna locura que hacer. Pero sí, siempre me gusta tomarme un momento y simplemente meditar". - Sir Paul McCartney.

El fundador de la legendaria banda, Los Beatles, ha pasado cincuenta años de su vida meditando. De hecho, la meditación se hizo popular en los países occidentales porque los Beatles visitaron la India en 1968. La banda había llegado a la India en febrero de 1968 para aprender la meditación trascendental del yogui Maharishi Mahesh en un campamento de diez días. Su visita creó mucha charla en los países occidentales, y la banda tuvo una participación activa en la promoción de la meditación trascendental.

Kobe Bryant

"Normalmente hago ejercicios de atención plena por la mañana. Es lo primero que hago cuando me despierto". - Kobe Bryant.

El difunto jugador de la NBA Kobe Bryant comenzó su día con unos minutos de meditación consciente. En una entrevista con Oprah Winfrey, una vez reveló su práctica de meditación y cómo le ayudó en su vida personal y profesional. Este podría haber sido el secreto detrás de su intensa atención en la cancha de baloncesto.

Jerry Seinfeld

"He estado practicando la meditación trascendental la mayor parte de mi vida. Creo que eso le hace algo a tu sistema nervioso. Me ha dado una calma que no creo que tuviera a los 19 años. Es como tener un cargador para todo el cuerpo y la mente". - Jerry Seinfeld.

Uno de los comediantes más divertidos que hay, la gente siempre se pregunta qué dio origen a su colorido personaje. Seinfeld le da a su meditación la mayor parte del crédito por su poderoso y vivo carácter en el escenario.

Keanu Reeves

"Las experiencias personales que aprendí de la meditación han ayudado a cambiar la forma en que vivo mi vida, modificando mi percepción de mí mismo y de los demás. Lo que más recuerdo es que debemos conquistar nuestros miedos. He estado tratando de hacerlo desde entonces". - Keanu Reeves.

Cuando Reeves estaba filmando al *Pequeño Buda*, viajó al Himalaya en Nepal para hablar con los budistas para entrar en su mentalidad. Entre las muchas lecciones que aprendió durante su viaje a Oriente, estaba la meditación. Reeves dijo que las experiencias personales que tuvo mientras meditaba le ayudaron a cambiar su forma de vivir y percibir a los demás.

Madonna

"La meditación me mostró cuánta energía tiene el silencio". – Madonna.

Considerando su vida temprana, uno puede pensar que Madonna es la última celebridad en meditar. Cuando se introdujo en la meditación, se dio cuenta de que hay otras formas de complacerse además del alcohol.

Jet Li

"Tus problemas no vienen de fuera, de otras personas. Por lo tanto, necesitas estudiar quién eres". - Jet Li.

Jet Li es el único cinco veces campeón chino de Wushu. El gobierno chino también lo declaró un tesoro nacional. La mayoría de las personas solo han visto a Jet Li patear y golpear a los villanos. Lo que no saben es que es un gran partidario de la meditación pacífica. De hecho, la meditación es una parte de su entrenamiento de artes marciales. ¡Medita durante una hora diaria e incluso afirma haber pasado catorce horas seguidas!

Eva Mendes

"Estoy muy metida en la meditación, en la meditación trascendental, y eso realmente ayuda a crear no solo una sensación de equilibrio... Esto va a sonar cliché, pero [también] serenidad y una especie de estado mental de calma". - Eva Mendes.

La popular actriz y modelo Eva Mendes ha hablado abiertamente sobre los beneficios de la meditación y atribuye la mayor parte de su éxito en Hollywood a la meditación. "Es casi como si la meditación ayudara a mi creatividad en un nivel que no puedo describir. Es como aprovechar algo tan profundo que cuando cosecho las recompensas, ni siquiera sé que las estoy cosechando. Es un tipo de cosa más general".

Oprah Winfrey

"Medita. Respira conscientemente. Escucha. Presta atención. Atesora cada momento. Haz la conexión". - Oprah Winfrey.

Cuando Oprah empezó a meditar, sintió paz interior. Esto tuvo un impacto tan fuerte en ella que hizo que sus empleados en el trabajo hicieran lo mismo. Hoy en día, la meditación trascendental es parte de la rutina de su oficina. Se corrió la voz sobre esto, y desde entonces, ¡las escuelas también han comenzado a incorporar sesiones de meditación para los estudiantes en detención!

Steve Jobs

"Si te sientas y observas, te darás cuenta de lo inquieta que está tu mente. Si intentas calmarla, solo empeorará las cosas. Pero con el tiempo, se calma, y comienza a escuchar cosas sutiles. Es entonces cuando tu intuición comienza a florecer, y empiezas a ver las cosas más claramente y a estar más en el presente". - Steve Jobs.

El fallecido y legendario técnico Steve Jobs comenzó a practicar la meditación a una edad muy temprana. Le gustaba la paz y la tranquilidad y decidió incorporar la meditación Zen a su vida. Esto inspiró muchas de sus creativas decisiones de negocios. Durante una visita a la India, trabajó en sus hábitos de meditación, que permanecieron con él hasta su muerte.

Katy Perry

"La vida a veces puede ser muy difícil y caótica, y tienes que darte un respiro, tienes que darte un momento para revivir, desenchufar, rejuvenecer. La Meditación Trascendental hace eso por mí". - Katy Perry.

Katy Perry es una de las últimas celebridades en acoger la meditación trascendental. Ser una de las estrellas del pop más populares del mundo viene con su ansiedad. La meditación parece ser su opción cuando trata de lidiar con sentimientos tan abrumadores.

Russell Brand

"Respira. Echa un vistazo dentro de ti. Hay conciencia detrás de tus miedos. Hay conciencia detrás de tu deseo". - Russell Brand.

Russel Brand es un excéntrico y vocal defensor de la meditación trascendental. Le ha ayudado a pasar de ser un drogadicto lidiando con el problema de la adicción a un respetado comediante, actor, presentador de radio, escritor y activista. Él atribuye la mayor parte de su éxito a sus prácticas meditativas. Afirma que tiene un efecto limpiador en la mente e incluso lo llama una ducha para el cerebro.

Estos son solo algunos de los famosos que han experimentado los beneficios de la meditación. Muchos más han comenzado a incluir la meditación como parte de su agenda diaria para ayudarles a lidiar con sus abrumadores pensamientos y sentimientos. Una mente calmada no solo conducirá al éxito, sino que también mantendrá una buena salud mental. Rejuvenece la mente, el cuerpo y el alma.

Algunas personas también han reportado pérdida de peso con la meditación. Mientras no está meditando, esté atento a sus actividades físicas también. Comer de forma consciente, jugar un juego conscientemente, o simplemente dar un paseo mientras se es consciente de lo que le rodea, se considera meditación.

Capítulo 10: Desarrollo de una actitud de atención - Capítulo extra

La atención plena, o estar totalmente comprometido con el momento presente, es un poder innato de la mente humana. Gracias a los múltiples factores de distracción y "conveniencia" del mundo moderno, este poder innato se ha suspendido y está latente en el espíritu humano. La meditación de la atención plena está diseñada para sacar este poder innato dormido y usarlo para llevar una vida significativa y satisfactoria libre de estrés.

El propósito de la atención plena no es crear ninguna nueva magia en su vida; su propósito principal es despertar al gigante dormido que está innatamente incrustado en su espíritu y que puede conectar profundamente con sus procesos emocionales, mentales y físicos. La meditación no es un destino; es una forma de exploración ilimitada de sí mismo y de sus capacidades con poca o ninguna ayuda de fuentes externas.

La meditación le enseña que su mente no es un vacío sin valor. Es una técnica que le enseña que cada nuevo momento tiene el poder de convertirse en algo trascendental. La meditación le permite explorar su mente y ver las cosas aparentemente mundanas dentro y alrededor de usted con una nueva perspectiva llena de maravillas.

La meditación de la atención plena ayuda a las personas a vivir sus vidas con atención. Les ayuda a aventurarse en el funcionamiento de sus mentes. Ayuda a conectar con todos los sentidos del cuerpo, incluyendo:

• La sensación de aire que sopla sobre la piel.

• El olor que sopla en su nariz.

• La saliva que se acumula en su boca mientras huele algo agradable que se está cocinando.

• El sudor en las palmas de las manos cuando siente miedo o ansiedad.

• El aumento del ritmo cardíaco impulsado por la excitación o el miedo.

La práctica de la consciencia ayuda a conectar profundamente con sus emociones, haciéndole muy consciente de sus gustos, aversiones, antojos, etc. Ayuda a reconocer e identificar la ira y el resentimiento que siente cuando las cosas van mal. Ayuda a conectar más profundamente con sus sentimientos de alegría. Las técnicas de meditación de la atención plena ayudan a conectar con sus pensamientos más profundos sin sentirse juzgado por ellos.

Entonces, la siguiente pregunta es, "¿Cómo puede practicar la atención plena?". Bueno, la respuesta a eso está en su mente. Usted necesita encontrar lo que le impide conectarse profundamente con sus sensaciones, emociones y pensamientos. Este capítulo extra está dedicado a darle algunas técnicas prácticas y fáciles de seguir de la meditación consciente.

Tres técnicas de meditación efectivas para ayudarle con la atención plena

1.   Meditación de atención plena básica

Esta es la forma más básica de meditación de atención plena que le dará un pequeño, pero efectivo, vistazo al poder de su mente y sus pensamientos. Se comienza simplemente enfocándose en sus respiraciones. Mientras que este ejercicio aparentemente simple puede parecer fácil de aprender, se necesita mucha práctica para dominarlo. Utilice estos pasos para aprender y practique diligentemente para dominarlo.

Siéntese en un lugar tranquilo y sin molestias, cómodamente. Mantenga la espalda erguida, pero también recuerde estar relajado en su posición de asiento. Aunque sentarse en el suelo en una estera es una gran manera de hacer meditación de atención plena, no hay reglas estrictas y rápidas para sentarse. Sentarse en una silla contento también está bien.

Puede elegir entre cerrar los ojos o concentrarse suavemente en algo que esté en el suelo.

Respire profundamente un par de veces. Sienta su vientre lleno y suave mientras inspira y luego el aire que se expulsa por sus fosas nasales mientras exhala.

Después de un par de respiraciones profundas, lenta y conscientemente permítase respirar a su ritmo natural. Haga su respiración sin esfuerzo y no la fuerce.

Mientras inspira naturalmente, preste atención a su vientre, caja torácica y pecho.

Una vez que se sienta cómodo, escanee su cuerpo de la cabeza a los pies, tomando nota del estado actual de su cuerpo. En cada lugar, simplemente observe y note cómo se siente. A medida que se concentra en cada parte, encuentre respuestas a las siguientes preguntas:

- ¿Mi cuerpo se siente tenso o relajado?

- ¿Se siente frío o caliente, o no tiene una sensación de calor/frío discernible?

- ¿Mi cuerpo se siente cansado o con energía?

El truco está en la paciencia y en concentrarse en cada parte del cuerpo sin apresurarse en los movimientos de meditación. Tómese su tiempo y conéctese con su cuerpo. Considerando que está tratando de construir hábitos alimenticios conscientes, concéntrese un poco más en su intestino.

- ¿Qué tan hambriento está?

- ¿Se siente saciado?

- ¿Tiene sed?

Cuando se centra en su estómago, es probable que se sienta juzgado por el tamaño y la forma de este. Deje que estos pensamientos críticos vengan y se vayan. Obsérvelos sin juzgarlos.

Luego, concéntrese en sus sentimientos. ¿Se siente enojado, curioso, feliz, confundido, frustrado o simplemente contento? Independientemente de lo que está sintiendo, simplemente obsérvelos, reconózcalos y sienta curiosidad por ellos. Además, sé amable y compasivo con sus sentimientos, aunque no sean necesariamente agradables.

A continuación, haga lo mismo con sus pensamientos. Observe que los pensamientos vienen, se quedan un rato en su cabeza y se van. Intente no quedarse atascado en la historia del pensamiento. Por ejemplo, si el pensamiento actual es sobre cómo le trató mal su amigo, concéntrese en ese pensamiento. No entre en el por qué le han tratado mal y la historia que hay detrás.

Inicialmente, sus pensamientos y sentimientos pueden parecer separados. Sin embargo, con la práctica y una mayor conciencia que proviene de la práctica diligente, notará que los sentimientos y los pensamientos están intrínsecamente conectados. Los sentimientos que experimenta son un resultado directo de los pensamientos en su cabeza.

Por ejemplo, si el pensamiento estaba sobre su amigo, que se comportó mal, siente un cierto tipo de resentimiento o incluso miedo de que pueda perder a este amigo. Ahora, mire hacia el otro lado. Supongamos que se siente inquieto, el pensamiento sería algo que su mente piensa que es importante que usted necesita hacer.

La característica de la meditación de atención plena es conectar el pensamiento y el sentimiento y simplemente notar los dos aspectos. No se entrometa ni responda al pensamiento o al sentimiento. De nuevo, debe permanecer sin juzgar en su observación.

El propósito de esta meditación es salir del "piloto automático". Cuando se hace consciente de sus pensamientos, sentimientos y sensaciones, está comprometido conscientemente en lugar de estar en modo de piloto automático. Cuando sea el momento de levantarse, pase un par de minutos más reenfocándose en sus respiraciones y en cómo su cuerpo reacciona al proceso de inhalación y exhalación. ¡Sienta lo que es estar vivo!

2.   Alimentarse conscientemente

Siga estos pasos para comer su comida o bocadillo conscientemente. Este proceso consiste en identificar las señales de hambre, comer lentamente y saborear cada bocado hasta que el cuerpo y la mente estén saciados. Así que, comience. Recuerde que debe intentar y comenzar este ejercicio de comer atentamente con un sentido de curiosidad, que le ayudará a aprender e impregnar las lecciones.

Antes de comenzar a comer, tome conciencia de su respiración y de su cuerpo. Sienta la plenitud en su vientre mientras inspira, y sienta el aire que sale de su vientre mientras exhala. Respire profundamente tres veces y use este tiempo para asentar su cuerpo y su mente en el momento presente.

A continuación, compruebe con su cuerpo lo hambriento que está. En una escala del 1 al 10, califique su nivel de hambre con el 1 siendo "Nada de hambre" y el 10 siendo "Muy hambriento". Explore la sensación de hambre en su vientre y note las sensaciones. ¿Gruñe su estómago? ¿O hay algún otro síntoma que su cuerpo utilice para decirle que tiene hambre? Note las cualidades tanto placenteras como desagradables de las señales de hambre.

Note las sensaciones en su estómago y su boca cuando piensa en comer. Es mejor esperar hasta que esté seguro de que su clasificación de hambre es más de 8 antes de decidir qué comer. Por supuesto, no espere a que se convierta en 10 porque entonces la ansiedad tomará el control, gracias a las sensaciones de privación que experimentará su cuerpo por haber esperado demasiado tiempo.

Ahora, piense atentamente en lo que quiere comer, y lo que serviría para su saciedad necesita lo mejor en este momento. ¿Su cuerpo está tratando de decirle lo que le gustaría para alimentarse? ¿Qué tipo de comida le gustaría en este momento? Una vez que tenga su comida en el plato, pase un tiempo mirándola, notando cómo está colocada en el plato, su forma, color y otros factores visibles. Huela la comida y trate de discernir los diferentes olores.

Intente encontrar respuestas a las siguientes preguntas sobre la comida:

- ¿De dónde vino la comida?

- ¿Cuán nutritivo cree que será para su cuerpo?

- ¿Quiénes fueron las personas responsables de llevar la comida a su plato?

Reconocer la importancia de la comida y su poder nutritivo. Ahora, puede comenzar a comer. Mientras come, ¿puede ir más despacio? Mastique bien su comida antes de tragarla. Deje el tenedor y/o la cuchara entre bocados. Estos consejos le ayudarán a retrasar el proceso de comer.

Preste atención a los pensamientos que le distraen y que le hacen perder la concentración en la comida. Deje que estos pensamientos de distracción vengan y se vayan. Cuando el pensamiento haya pasado, vuelva a prestar atención a la comida, incluyendo sus sabores y texturas. Mientras mastica la comida, preste atención a si está disfrutando de la comida o no. Concéntrese en el sabor: ¿es agrio, dulce, picante, amargo, salado? Vuelva a examinar el sabor de la comida que está consumiendo.

Si no está disfrutando realmente de la comida, ¿puede dejar de comer? Si lo está disfrutando, ¿qué tan comprometido está con la comida y sus sabores? Saboree cada bocado que coma. A través de la comida, note la sensación de su nivel de hambre. ¿Qué tan lejos se ha movido desde el comienzo de la comida?

Preste especial atención a su nivel de hambre cuando esté a la mitad de la comida. Si todavía tiene hambre, continúe con la comida. Sin embargo, si puede discernir claramente la sensación de saciedad, deje de comer. Ahora viene la parte difícil. Si se da cuenta de que no puede dejar de comer incluso cuando se siente saciado, note la dificultad de parar. Ahora, encienda su nivel de curiosidad y pregúntese por qué le resulta difícil dejar de comer, a pesar de que su hambre esté satisfecha. Puede tener sentido recordarse a sí mismo que nada le impide volver a comer más tarde cuando los niveles de hambre aumentan.

Permítase dejar de comer, aunque haya restos de comida en el plato. Si hasta ahora ha estado comiendo inconscientemente más que su comida actual, note la diferencia y explore los aspectos agradables y desagradables de cuando deja de comer más temprano que antes. Note las diversas emociones y pensamientos que juegan en su mente mientras está comiendo y decida dejar de comer.

Pregúntese qué historias se cuenta sobre la comida y los alimentos. Debe trabajar para que la alimentación consciente tenga tanto éxito que esté tan presente con su último bocado como lo estuvo con el primero. Incluso si termina la comida mucho después de haberse saciado, lo que resultó en una sensación de plenitud excesiva, no juzgue. Solo observe y preste atención a la plenitud que siente, incluyendo sus características agradables y desagradables.

Es hora de recordarse a sí mismo que debe ser amable y compasivo consigo mismo mientras practica la alimentación consciente. Se necesita tiempo y esfuerzo para cambiar las cosas en su vida, especialmente la actividad de comer, que ha estado profundamente arraigada durante años. Por lo tanto, no se impaciente y concéntrese en la práctica continua de la alimentación consciente. Cada comida que usted come es una oportunidad para practicar. ¡La persistencia dará fruto!

3.   Meditación de atención plena para ayudarle a elegir los alimentos

El poder de la atención es tan profundo que puede aprender a discernir las señales del cuerpo sobre cuándo y qué comer. Es importante no tener mucha hambre para que este ejercicio de atención plena tenga éxito. Coma un pequeño bocadillo si su nivel de hambre es muy alto y luego trabaje en este ejercicio.

Siéntese en un lugar tranquilo, sin ser molestado. Puede elegir acostarse de espaldas si desea hacer este ejercicio. Comience el ejercicio notando su estado de ánimo sin juzgarlo. Recuerde que todos los seres vivos merecen comer, un pensamiento que le ayudará a superar los sentimientos de culpa.

Traiga la conciencia a su cuerpo usando sus sentidos. Note las sensaciones de su cuerpo, incluyendo hormigueo, hinchazón, sensación de plenitud o vacío en el estómago, y todo lo demás en su cuerpo. Puede utilizar la técnica de exploración de la atención plena del cuerpo para ser cada vez más consciente de su cuerpo y sus diversas sensaciones.

Revise su hambre. ¿Puede señalar dónde y cómo siente esa sensación de hambre? Califique su nivel de hambre usando una escala del 1 al 10, como se describió en el ejercicio anterior. ¿Siente una sensación de vacío debido a la falta de nutrición? ¿Puede sentir alguna otra sensación de vacío no relacionada con el hambre nutricional? Pregúntese qué satisfaría la sensación de vacío no relacionada con el hambre nutricional.

Ahora, pregúntese qué alimentos harían feliz a su cuerpo y a su mente si pudiera comer cualquier cosa en el mundo. ¿Cuáles son los gustos y combinaciones de gustos de su cuerpo que le gustaría comer en este momento? ¿Sería comida salada? ¿Dulce, picante o fuerte? ¿Una combinación de dos o más?

Pregúntese qué texturas quiere su lengua, mandíbulas y dientes ahora mismo. ¿Quiere comer algo crujiente, alimentos blandos, alimentos fibrosos, sedosos y suaves, desmenuzables, masticables o cualquier otra cosa? ¿Quiere morder con fuerza alguna comida, o quiere luchar con ella? ¿Simplemente quiere poner una cucharada de algo en su boca y masticar felizmente? ¿Qué tipo de olor quiere su nariz de la comida? ¿Qué colores de comida están buscando sus ojos en este momento?

Basado en las respuestas que obtenga de su mente para estas preguntas, llegará a lo que su cuerpo quiere comer ahora mismo para sentirse saciado y feliz. Luego, dirija su atención a la comida que tiene en su cocina y encuentre algo que coincida con las respuestas a las autopreguntas sobre la comida. Luego, prepare su plato, siéntese a la mesa, y comience el ejercicio de comer con atención descrito anteriormente.

Puede parecer un ejercicio engorroso, inicialmente, pero cuanto más lo practique, más fácil le resultará entender lo que su cuerpo quiere. Además, con el tiempo aprenderá a discernir las señales de su cuerpo, incluso antes de sentarse a comer.

Conclusión

La alimentación consciente le ayuda a recuperar la naturalidad de la experiencia de comer. Elimina la ansiedad relacionada con la comida y le enseña a disfrutar y comprometerse con los simples placeres de la vida. Le dice que alimentarse es un elemento necesario para la supervivencia, y, por lo tanto, no hay necesidad de avergonzarse de alimentarse.

Le enseña a conectarse con su cuerpo y aceptarse a sí mismo como es. Le recuerda que la culpa por la forma en que está hecho le impedirá conectarse con los alimentos y le llevará a sesiones de atracones, lo que conduce a un aumento de peso y a la obesidad.

Cuando acepta su cuerpo tal como es, aprende a confiar en él. Cuanto más confíe en sí mismo y en sus instintos, más se dará cuenta de las señales y signos del cuerpo relacionadas con la plenitud, la saciedad y el hambre real. Este enfoque le ayuda a identificar las señales engañosas del hambre, que antes no eran posibles. Puede discernir con precisión entre las señales reales de hambre física a las que se debe responder para nutrir su cuerpo y las señales de hambre emocional que le llevan a comer innecesariamente.

La alimentación consciente le enseña que la experiencia de alimentarse va más allá de meter cucharadas de comida en la boca y en la garganta. Esta antigua idea, enraizada en antiguos conceptos filosóficos del mundo oriental, le dice a uno que recupere su atención en la experiencia de comer, centrándose en la comida en lugar de tratarla como una tarea que debe ser completada.

Le insta a prestar atención a los sabores y texturas de los alimentos que consume para que pueda recordarlos. Los hábitos de alimentación consciente eliminan los hábitos de engullir la comida sin siquiera ser consciente de qué y cuánto está comiendo. La alimentación consciente le ayuda a desarrollar una relación sana y feliz con los alimentos.

Es importante recordar que la alimentación consciente va más allá de los consejos simples y fáciles de seguir que se dan en este libro para ayudarle a controlar sus hábitos alimenticios sin sentido y a reconectar su espíritu con la comida. La alimentación consciente no es solo un plan de control de peso. Sin embargo, puede ayudarle a controlar su peso y los problemas de sobrealimentación a largo plazo. Le ayuda a controlar sus antojos y a mantenerlos bajo control, evitando así que coma en exceso y se dé un atracón. Por consiguiente, le resultará más fácil controlar sus problemas de peso. Sin embargo, para reiterar, la alimentación consciente no es principalmente una técnica de control de peso.

La alimentación consciente le ayuda a manejar los conflictos entre usted y sus alimentos. Le impulsa a tener una visión compasiva de sus problemas, lo que lleva a reducir la autocrítica inútil y a mejorar las soluciones prácticas y realistas de sus problemas. Definitivamente tampoco es una dieta; es una llamada al despertar para que se levante del sueño, sea consciente de lo que ocurre en su interior y a su alrededor en cuanto a sus hábitos alimenticios, y tome el control de su vida y de todo lo que hay en ella.

Referencias

https://www.thecenterformindfuleating.org/page-1863947

https://www.psychologytoday.com/us/blog/mindful-eating/200902/mindful-eating

https://www.healthline.com/nutrition/quick-guide-intuitive-eating#2

https://www.intuitiveeating.org/10-principles-of-intuitive-eating/

https://www.skipprichard.com/the-many-benefits-of-mindful-eating/

https://health.usnews.com/wellness/food/articles/benefits-of-mindful-eating

https://www.bustle.com/articles/182001-10-health-benefits-of-mindful-eating-to-consider-before-your-next-meal

https://www.researchgate.net/publication/318505219_A_structured_literature_review_on_the_role_of_mindfulness_mindful_eating_and_intuitive_eating_in_changing_eating_behaviours_effectiveness_and_associated_potential_mechanisms

https://journals.sagepub.com/doi/abs/10.1111/1467-9280.00073

https://journals.plos.org/plosone/article?id=10.1371/journal.pone.0050707

https://news.cornell.edu/stories/2007/10/self-filling-soup-bowls-garner-cus-wansink-ig-nobel

---

https://academic.oup.com/ajcn/article/97/4/728/4577025

https://www.ncbi.nlm.nih.gov/pmc/articles/PMC3599773/

https://www.amazon.com/dp/0061697702/ref=rdr_ext_tmb

https://positivepsychologyprogram.com/history-of-mindfulness/

https://journals.sagepub.com/doi/abs/10.1111/1467-9280.00073

https://journals.plos.org/plosone/article?id=10.1371/journal.pone.0050707

https://www.health.harvard.edu/blog/distracted-eating-may-add-to-weight-gain-201303296037

http://www.mindlesseating.org/lastsupper/pdf/bottomless_soup-OR_2005.pdf

https://www.newsweek.com/junk-food-addictive-avoid-trying-new-foods-266803

https://www.healthline.com/nutrition/11-ways-to-stop-food-cravings#section8

https://www.cdc.gov/media/releases/2016/p0215-enough-sleep.html

https://diettogo.com/blog/8-scientifically-proven-reasons-we-overeat

https://www.independent.co.uk/life-style/food-and-drink/the-science-behind-why-we-overeat-a8149711.html

https://thewellnecessities.com/7-mindful-eating-myths/

https://www.medainc.org/treating-eating-disorders-the-role-of-mindful-eating/

https://www.healthline.com/nutrition/common-eating-disorders#bottom-line

https://www.amazon.com/dp/B00NAJW4Y8/ref=rdr_kindle_ext_tmb

https://thriveglobal.com/stories/five-steps-to-mindful-grocery-shopping/

https://balancedtx.com/blog/2020/1/25/10-tips-to-stop-binge-eating

https://www.mindbodygreen.com/0-13876/7-steps-to-get-over-food-cravings-gain-control-of-your-life.html

https://www.mindful.org/6-ways-practice-mindful-eating/

https://medium.com/better-humans/how-to-use-mindfulness-meditation-to-overcome-emotional-eating-aa95003cfe64

https://www.psychologytoday.com/intl/blog/never-binge-again/201901/how-stop-binge-eating-in-three-unusual-steps

https://www.lionsroar.com/richard-gere-my-journey-as-a-buddhist/

http://doingmeditation.com/celebrities-who-meditate/

https://www.mindful.org/meditation/mindfulness-getting-started/